小于漫谈超声

写在 *freezing* 键之上

第一辑

U0349260

于 航／主编

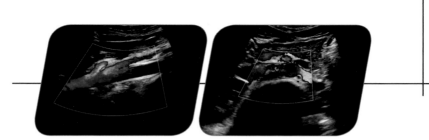

科学技术文献出版社
SCIENTIFIC AND TECHNICAL DOCUMENTATION PRESS
·北京·

图书在版编目（CIP）数据

写在Freezing键之上.第一辑／于航主编. —北京：科学技术文献出版社，2019.10

ISBN 978-7-5189-5900-6

Ⅰ.①写…　Ⅱ.①于…　Ⅲ.①超声波诊断　Ⅳ.①R445.1

中国版本图书馆CIP数据核字（2019）第171331号

写在Freezing键之上·第一辑

策划编辑：张　蓉　　责任编辑：张　蓉　张　波　　责任校对：文　浩　　责任出版：张志平

出　版　者	科学技术文献出版社
地　　　址	北京市复兴路15号　邮编 100038
编　务　部	(010) 58882938，58882087（传真）
发　行　部	(010) 58882868，58882870（传真）
邮　购　部	(010) 58882873
官 方 网 址	www.stdp.com.cn
发　行　者	科学技术文献出版社发行　全国各地新华书店经销
印　刷　者	北京地大彩印有限公司
版　　　次	2019 年 10 月第 1 版　2019 年 10 月第 1 次印刷
开　　　本	787×1092　1/16
字　　　数	277千
印　　　张	14
书　　　号	ISBN 978-7-5189-5900-6
定　　　价	128.00元

编委会名单

主　　编　于　航　北京民航总医院超声医学科

副 主 编　熊　颖　北京民航总医院超声医学科

编写秘书　付　强　北京民航总医院超声医学科

为何我们超声医师被称为"超人"

现状

超声医师待遇水平和受重视程度不高，是因为超声在医院群体中势微，要想改善这种局面，靠呐喊和抱怨换取同情的方法并非上策，还得靠自我提高以提升地位，以期改善现状。

分析

超声医学的地位或权重，在于对诊治的贡献和权重。作为临床的"眼睛"，如果我们超声医师不能根据临床需求提供对临床有指导意义的报告，如问病史得知患者有肺癌，临床医师只开了肝、胆、胰、脾、肾的检查单，超声医师就不看肾上腺有无转移；又如把"性质待定"当成口头禅，不提示结节良恶性的趋向，也不给出是否穿刺的建议。短期看来超声医师没有什么过错，在超声声像图上看到什么都一一描述了，看似恪守本分，但一两次尚可，时间一长，临床医师自然就会失去耐心，转而投向别的诊断途径，如此这般，超声医师的地位就悄然下降了。

思考

在此刻的环境下，又该如何提升超声医师的地位呢？"保证金质量"是关键，在此基础之上，找到自身存在的其他科室需求的"两把刷子"，例如，超声医师能为临床做穿刺活检、利用剪切波成像等新技术提高术前的诊断率等，这些看着比较难、与其他项目相比低产出的事，从另一个角度却成就着我们。这样不仅可以提升超声医师对超声的理解，更增加其他科室医师对超声医师的期待和依赖。

涅槃

　　为了获得应有的尊重，我们必须比其他科室医师付出更多，不仅要操作仪器、接诊患者，还需要询问病史、诊断鉴别，现在还要钻研新技术，挑战高风险，估计不少超声医师会感到压力很大……其实，此刻何不发挥"阿Q"精神一下，为了自己的热爱，一同微笑面对应有的挑战吧！——献给所有奋战在医疗一线的超声医师！

于航

目 录
CONTENTS

1

第二章　消化系统超声

第三章　泌尿生殖系统超声

第四章　血管超声

第 一 章

常规腹部超声

第一节 肝左叶那些小秘密，你都知道哪些？

肝，可能是大多数超声医师接触的第一个腹部器官（图1-1-1），它对大家来说是那么熟悉，却又隐含着一个又一个的小秘密，不知道大家都知道哪些？

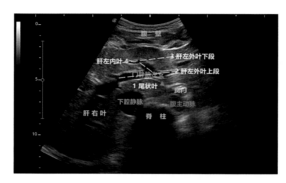

图1-1-1 肝左叶声象图

几个思考的小问题：

1.图1-1-1中的实心三角形所示为什么韧带？它和胃贲门有什么关系？

2.超声中，肝左叶的Couinaud分段为什么是逆时针排列的？门静脉在肝左叶分段中起什么作用（图1-1-2）？

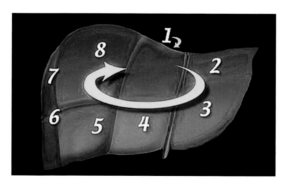

图1-1-2 肝正面观：Couinaud分段按顺时针排列

引自《Grant解剖学图谱》

3.肝尾状叶的前方、后方及左右分别是什么？肝尾状叶只属于肝左叶吗？

4.图1-1-3中的空心三角形所示为什么韧带？它又有何故事？

5. 如何快速辨认肝左胆管，它和门静脉左支的位置关系如何？

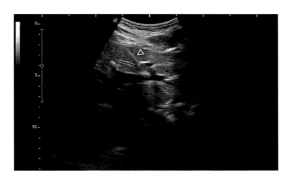

图 1-1-3　左叶声像图所示韧带

第二节　揭秘：为什么超声中肝左叶的 Couinaud 分段是逆时针排列的？

在学习肝解剖时，肝的 Couinaud 分段如图 1-2-1 所示。然而，在剑突下行肝左叶超声横切面扫查时，肝的分段却是逆时针排列的（图 1-2-2）。

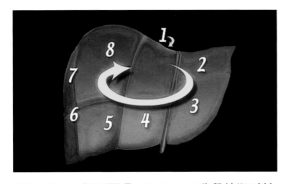

图 1-2-1　肝正面观：Couinaud 分段按顺时针排列

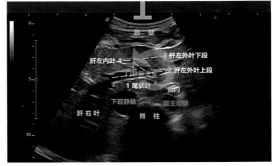

图 1-2-2　肝左叶横切面

完整显示工字型结构：肝左叶 1～4 段按逆时针排列，T：探头

肝左叶和右叶的相对位置并未改变，为什么分段却不一样呢？

其实，这与操作时的手法有关。在显示肝左叶横切面时，为完整显示工字型结构，必定上挑探头，同时使之尽可能贴近体表而指向患者头侧，此时相当于在肝的下方向上仰望它，先映入眼帘的是肝的下段（临近探头），然后才是肝的上段（远离探头）（图 1-2-3）。

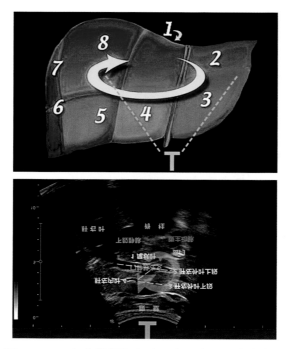

图 1-2-3 向上仰望肝左叶，实际应显示的声像图

T：朝向头侧的探头

　　由图 1-2-3 可知，此时超声分段还是按顺时针排列的。然而，常规的声像图显示方法是探头朝下显示的（临近探头的在上，而远离探头的在下），如图 1-2-2 中那样，以至上下颠倒，原本顺时针的分段排序变成逆时针了（图 1-2-4），时刻留意探头的指向有助于理解肝的分段。

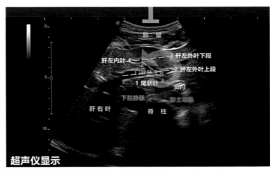

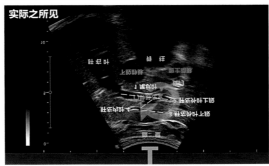

图 1-2-4 上图与下图互为上下镜像关系

第三节 揭秘：静脉韧带——引导了解小网膜及网膜囊

图 1-3-1 中的实心三角形是什么韧带？它又有何故事？

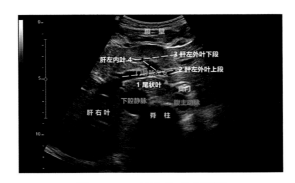

图 1-3-1 肝左外叶上下段

图 1-3-1 中，三角形所标记的韧带叫静脉韧带，处于肝左外叶上段与肝尾状叶之间的静脉韧带裂中，连于门静脉左支与下腔静脉之间，是胎儿时期静脉导管的遗迹。

静脉韧带，实为肝 - 胃韧带的肝内段，而后者是小网膜的主要组成部分，由此可以通过追寻静脉韧带了解很多小网膜及网膜囊的情况。

肝 - 胃韧带，即连接于肝和胃（胃小弯）之间的韧带，其左上系于胃贲门，向右则增厚延续为肝 - 十二指肠韧带（图 1-3-1），可以通过追踪静脉韧带，寻找到胃贲门的短轴。

胃左动脉和胃右动脉紧贴于胃小弯而走行于肝 - 胃韧带之中（两者汇合于胃小弯），在胃未充盈的情况下，可以通过追踪这两条动脉来寻觅肝 - 胃韧带的下缘及胃小弯。肝 - 十二指肠韧带是"护送"肝门"三兄弟"（门静脉主干、肝固有动脉和胆总管）入肝的"英雄"。肝 - 胃韧带与肝 - 十二指肠韧带一同组成小网膜（图 1-3-2）。

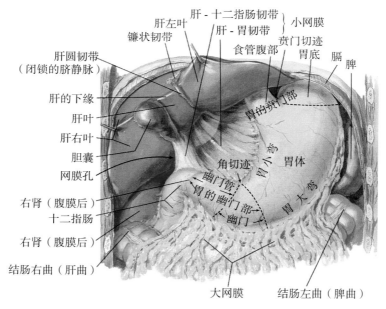

图 1-3-2　小网膜解剖示意图

引自《奈特人体解剖学彩色图谱》

小网膜主要由肝 - 胃韧带与肝 - 十二指肠韧带一同构成，而其下方隔胃相望的黄色"围裙样"结构则为大网膜，而小网膜、胃后壁（有时可包含部分大网膜）与其后方的后腹壁腹膜共同围成的扁狭腔隙，即为网膜囊（Winslow 囊），又称小腹膜腔。正常小网膜非常纤薄，网膜腔内亦无多量液体，存在感稀薄，若检查时发现小网膜增厚或网膜囊存在积液或占位，应多加留意有无相邻脏器的炎症或肿瘤。

网膜囊相对封闭，仅以网膜孔（Winslow 孔）与大腹膜腔相通。此孔位于肝 - 十二指肠韧带与后腹壁腹膜之间，其间可容 1～2 指。得益于门静脉主干（位于肝 - 十二指肠韧带内）及下腔静脉（位于此处后腹壁腹膜深方），可以在超声上寻觅这两条静脉，从而确定网膜孔的大致方位，通过找寻门静脉主干及下腔静脉交错之处，可大致定位网膜孔（图 1-3-3）。

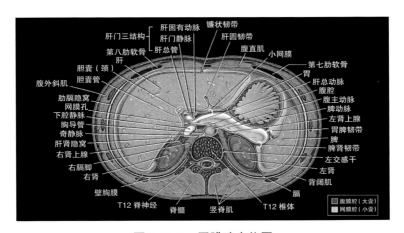

图 1-3-3　网膜孔定位图

引自《Grant 解剖学图谱》

此外，还需要了解网膜囊上隐窝，该隐窝向上延伸至肝后，不仅深入静脉韧带裂（与静脉韧带延续），且从尾状叶的前方、后方及左侧包绕之，是一个潜在的腔隙（图 1-3-4～图 1-3-6）。若是在该区域发现积液从上述三向包绕尾状叶，优先考虑积液位于网膜囊上隐窝，若只于肝尾状叶前方发现积液，则考虑积液位于大腹膜腔。

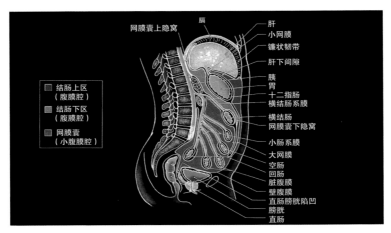

图 1-3-4　腹部右侧面观示意图

引自《Grant 解剖学图谱》

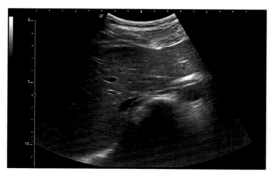

图 1-3-5　静脉韧带横切面声像图

有宽度而无厚度，门静脉左支、下腔静脉及胃贲门短轴

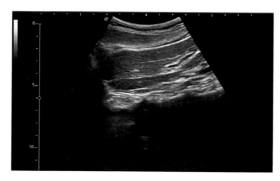

图 1-3-6　静脉韧带矢状切面声像图

有宽度而无厚度，胃贲门长轴、网膜孔的大致方位（门静脉主干与下腔静脉之间）

第四节　揭秘：肝左胆管在哪里？

　　肝左胆管，尤其是肝左外叶的胆管，虽算不上百转千回，却也是崎岖之路。另外，肝右后叶胆管亦如此。新生的胆汁们若赶上由此路入胆总管，一路上引流不畅、走走停停，总有意志不坚、灰心丧气之辈，不愿再向前多行一步者，甘愿化作顽固之石（结石）截于道间。更有甚者，伙同周边游手好闲之徒作恶于胆管，导致胆管不典型增生，久而久之，成为一带之恶霸——胆管癌。另外，胆管癌大多为腺癌。

　　肝左胆管崎岖的走行，为超声医师从胆总管处逆行寻找其踪迹，制造了太多的困难。因此，超声医师需要另辟蹊径，尝试其他方法来找寻。

　　提醒超声医师，解剖永远是超声的老师。在人体中，肝左胆管与其伴行的肝动脉、门静脉空间位置关系，可以引导超声医师寻觅其踪迹。超声医师可以用手来演示三者的空间位置关系，将一只手握拳置于桌面，手心朝上，伸展食指和中指，然后将拇指与前二指并拢，此时拇指即为肝左胆管，食指和中指分别为肝动脉和门静脉，超声医师直面患者，肝左胆管与肝动脉、门静脉的关系见图 1-4-1。

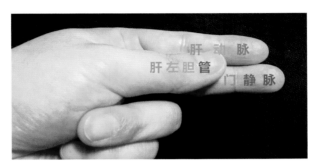

图 1-4-1　以手演示：肝左胆管与其伴行的肝动脉、门静脉空间位置关系

演示患者体位为：平卧位，面朝上方

可见要寻觅的肝左胆管位于门静脉的腹侧，且位置稍高于后者。了解解剖位置关系后，超声医师可以开始尝试寻找肝左胆管。但在此之前，还需要注意以下几点：

（1）此法演示的是水平方向上的肝左胆管与其伴行的肝动脉、门静脉空间位置关系，三者位置关系相对稳定；而工字型结构的矢状部三者空间位置关系变化较大，则不在此篇讨论范围之内。

（2）再次强调探头检查肝左叶时，声束是（近乎）由下向上的，因此所得声像图的上下关系是倒置的（左右不变），因此声像图中的肝左胆管位置靠下。

（3）肝左胆管和肝动脉都很纤细，有时难分仲伯，大多数情况下无需刻意区分，病理状态下，肝左胆管扩张的机会远高于肝动脉。

下面依次查看 2、3、4 段中的肝左胆管（图 1-4-2 ~图 1-4-4）。

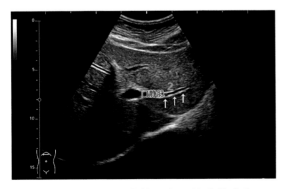

图 1-4-2　2 段中的肝左胆管（箭头）

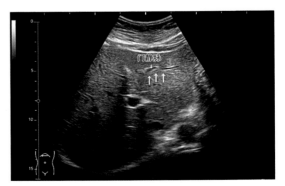

图 1-4-3　3 段中的肝左胆管（箭头）

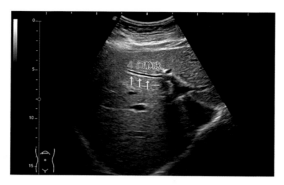

图 1-4-4　4 段中的肝左胆管（箭头）

第五节　小技巧：肝分段的"好帮手"——门静脉

在进行肝 Couinaud 分段时，三条肝静脉是超声医师的"好帮手"，能很便捷地使用肝中静脉来区分肝的左右叶（用肝左静脉分左内叶和左外叶，用肝右静脉分右前叶和右后叶），但肝静脉走行是由肝内向上汇入下腔静脉，所以在肝肋下斜切时，往往能打出其长轴，便于超声医师区分肝各叶，但是当探头到肋间时，肝静脉往往显示为短轴或不易打出长轴，用起来就不那么得心应手了（图 1-5-1）。

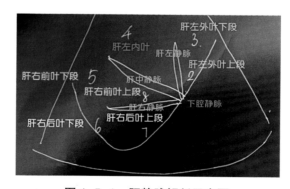

图 1-5-1　肝静脉解剖示意图

手法：右肋下斜切，尽可能上挑探头，尽量显示肝静脉

这时，超声医师应该怎么办？

我们还有门静脉可以一用。与肝静脉是各段边界不同，门静脉是深入各个肝分段中的，指向各段的静脉。

在肋间斜切时，超声医师不仅可以打出门静脉主干的长轴，而且还可以利用门静脉右支在肝右叶分成右前叶支和右后叶支的特点，作为肝分段的向导（图 1-5-2）。

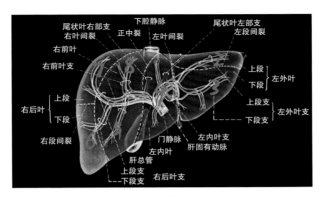

图 1-5-2 肝解剖示意图

引自《Grant 解剖学图谱》。肝叶、肝段和血管，胆管的肝内分布（前面观）

除此之外，肝的毗邻器官也能为肝的分段提供方便，如胆囊底部紧邻着肝右前叶下段 S5，又如右肾紧邻肝的右后叶下段 S6 等，都是肝分段的"好帮手"（图 1-5-3，图 1-5-4）。

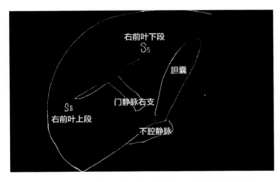

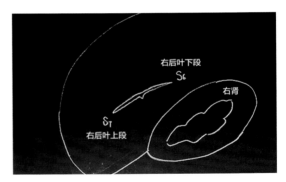

图 1-5-3 肋间斜切（高位）解剖示意图　　　图 1-5-4 肋间斜切（低位）解剖示意图

第六节　小技巧：如何快速进行肝右叶分段

肝右叶分段即 Couinand 分段，为外科进行肝切除手术提供了便利，为患者带来福音。按照肝 Couinand 分段对肝进行规则切除术，不仅可以减少术中出血（段与段之间无大的血管或胆管结构），还可以最大限度的保留正常肝组织（正常肝段内的供血保留完整），同时避免术后残余肝出现缺血坏死的部分，而且有利于限制肝肿瘤的播散（原发性肝癌早期通常局限于肝段内）。

　　肝内有两套管道系统，即 Glisson 系统和肝静脉系统。Glisson 系统，其内含三套管道，分别是门静脉、肝动脉和肝内胆管，三者相互依傍，以结蹄组织包绕。其中，门静脉管径最宽，可达 12～13mm，另两者则纤细的多，仅 1～2mm，正常情况下往往难以观察，紧紧贴敷门静脉。三者关系（水平方向时）往往如图 1-6-1 所示。肝静脉系统，其最大的特点是与 Glisson 系统在空间上近乎垂直，即在声像图中，其一为长轴，则另一多为短轴（图 1-6-2）。

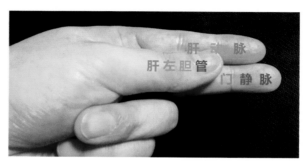

图 1-6-1　水平方向上，Glisson 系统中三者的空间位置关系

演示患者体位为：平卧位，面朝上方

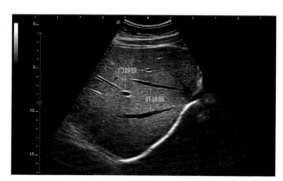

图 1-6-2　在空间上，门静脉和肝静脉（大的分支）近乎垂直

　　在超声中，超声医师该如何快速进行肝右叶的分段呢？首先，看看最常用的肝右肋下斜切面。此时，三条肝静脉能很好地进行分段，即肝中分左右，肝右分前后（肝中静脉分肝左右叶、肝右静脉分右前叶和右后叶，（图 1-6-3）。

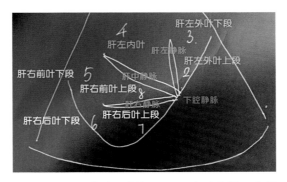

图 1-6-3 肝右肋下斜切面：肝右叶分段示意图

手法：右肋下斜切，尽可能上挑探头，尽量显示肝静脉

如何快速记忆 5、6、7、8 这几个分段呢？关键是确定 8 段在哪里，即肝右前叶上段，其位置最高且靠前，最重要的是它被肝中静脉和肝右静脉夹着，很容易定位（图 1-6-4，图 1-6-5）。

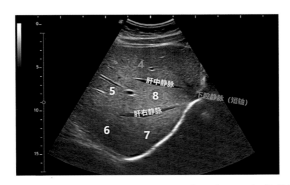

图 1-6-4 肝中静脉和肝右静脉是快速定位 8 段的关键

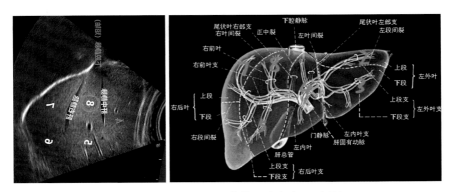

图 1-6-5 8 段位置声像图和解剖示意图

定位好 8 段，再按逆时针的顺序，就能很快地确定 7、6、5 段了。

在肋间斜切面进行肝右叶的分段：在肋间斜切面上，超声医师不宜打出肝静脉长轴，此时，应通过门静脉的引导去寻找右叶的各个分段。不同于肝静脉，门静脉直截了当地深入到肝段的中心，如同各个肝段的"定海神针"。

门静脉在肝右叶短暂地分出门静脉右支（一级分支）后，很快地分为右前叶支和右后叶支（二级分支），随后各自又分出上段支（8、7）和下段支（5、6，三级分支）（图 1-6-6 ~图 1-6-8）。

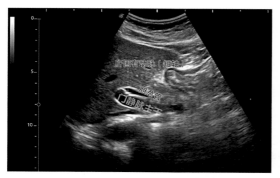

图 1-6-6　门静脉主干声像图

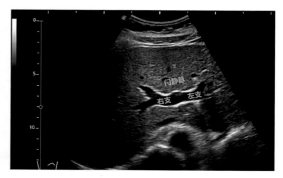

图 1-6-7　门静脉主干分出左右两支

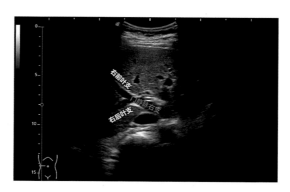

图 1-6-8　门静脉右支分出右前叶支和右后叶支

超声医师跟随这些分支能很好地寻找到肝右叶各个分段（图 1-6-9，图 1-6-10）。

除此之外，肝毗邻的器官也为肝右叶分段提供便利。例如，胆囊底部紧邻 5 段（右前叶下段），又如右肾紧邻 6 段（右后叶下段）等，都是肝分段的"好帮手"。

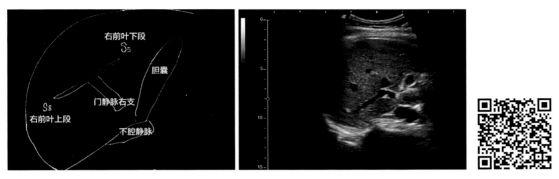

图 1-6-9　跟随门静脉右前叶支寻找 8、5 段

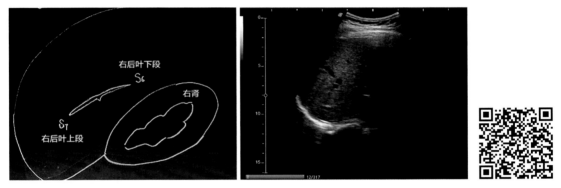

图 1-6-10　跟随门静脉右后叶支寻找 7、6 段

第七节　揭秘：肝尾状叶的故事

　　肝之国，以肝中静脉为界，分做两派，西边为肝右派，东边则为肝左派（图 1-7-1）。其中，肝右派地域广袤，一马平川，且人丁兴旺，仗着人多势众，经常倾轧偏于一隅的肝左派。而屡弱的肝左派倚着崎岖天险，竭力抵抗，无奈地贫人稀，常年的征战以致民不聊生（图 1-7-2）。肝右派中一些有识之士不满于门派咄咄逼人的做法，有心帮助肝左派，为的是谋求肝之国的和平，期望再无肝火。

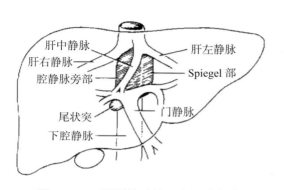

图 1-7-1　肝尾状叶的三大组成部分

引自《Grant 解剖学图谱》

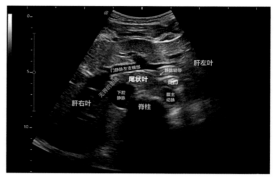

图 1-7-2　肝尾状叶险峻的"地理位置"

　　这些有识之士，遂联合肝左派中的精壮力量，于肝左叶之门户——门静脉左支横部之上，傍于下腔静脉，共修尾状叶堡，以腔静脉旁部为基石，尾状突为矛（伸向肝右后叶），Spiegel 部（以解剖学家 Spiegel 命名）为盾（紧依肝左叶），攻防浑然一体，使来犯之肝右派主力部队连攻数月却无功而返。

　　战事蔓延，交战双方消耗甚大，肝之国人民苦不堪言。终于等到这一日，挑起这一场无谓之纷争的肝右派主动要求停止敌对，并同意签署停火之协议，顿时全肝沸腾，欢欣雀跃！敌对不如合作，两败不如双赢。从此以后，肝右派和肝左派握手言和，共同打理肝事务，以利身体之健康。多年以后，有人问及为何尾状叶堡能在旷日持久的战役中能屹立不倒，经历过当年残酷战役的老兵们嘴角露出一丝神秘的微笑，说道：那是大家共同努力的结果啊！

　　据考证，原来尾状叶由肝右动脉和肝左动脉共同供血，肝左、右叶之人民齐心戮力，最终成就尾状叶堡永不倒之神话（图 1-7-3）。

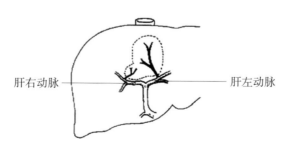

图 1-7-3　肝尾状叶由肝右动脉和肝左动脉共同供血

引自《人体解剖学》

第八节 文献:"画地为牢"的肝副裂隙

尽管膈顶的内陷曾被称为副裂隙,但它们并不是真的副裂隙,而只是膈带,又称膈褶。它们是声像图中假性肿瘤(误认为肿瘤)产生的原因之一,特别是当我们没有仔细、全面、规范地扫查肝的各个切面如矢状切面、横断切面。真的副裂隙不常见,往往是由内折的腹膜导致的。下副裂是真的副裂隙,从门静脉右支一直延伸到肝右叶下表面。

这是一位右肾细胞癌的患者,肝矢状面见团状中高回声(图 1-8-1),是转移瘤吗?

肝肋下斜切显示所谓的肿瘤是假的,是膈带而已!膈带超声表现为"高—低—高—低—高"五层细条带状回声(图 1-8-2)。

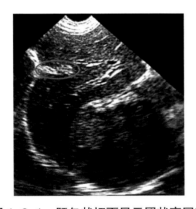
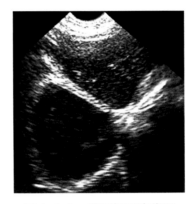

图 1-8-1 肝矢状切面显示团状高回声　　　图 1-8-2 肋下切面声像图

肝除了正常的裂隙外,还有副裂隙和假副裂隙。真副裂隙少见,是由腹膜皱褶引起,常位于肝下表面,成为下副裂,它将肝右叶后段分为外侧和内侧两亚段。假副裂较常见,由膈肌纤维内折向下嵌入肝所致,又称为膈带,常位于肝右叶的上表面,但也能见于肝左叶。膈带可以使肝外面呈分叶状表现,CT 可能误以为大结节性肝硬化或呈低密度的肝假性肿瘤。

第九节 揭秘：不一样的脂肪肝，你见过吗？

脂肪肝，是超声医师日常工作中最常下的诊断之一，它们通常表现为肝整体回声均匀增强，血管影尚清晰（图1-9-1），而或又可以表现为肝体积增大，边缘变钝，实质回声前方增强，后方衰减，血管影不清晰（图1-9-2）。

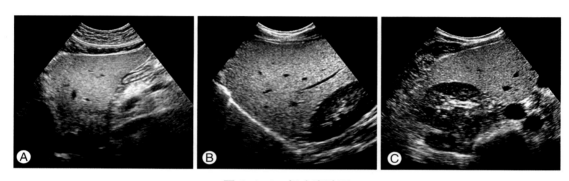

图 1-9-1 轻度脂肪肝

A. 肝左叶矢状切面；B. 肝右叶矢状切面；C. 肝横切面

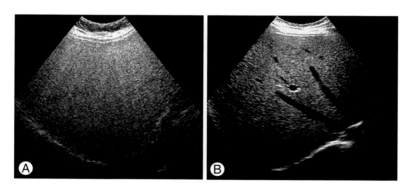

图 1-9-2 重度脂肪肝

A. 肝右叶矢状切面；B. 肋下切面

以上两种脂肪肝对超声医师来说熟悉而简单，下面和大家分享一些不一样的脂肪肝。

肝右叶回声均匀增强，而左叶回声则低一些，如同油漆匠午间休息而留下的刷了一半的墙面一般，有超声医师戏称其为"阴阳肝"，颇为形象（图1-9-3）。

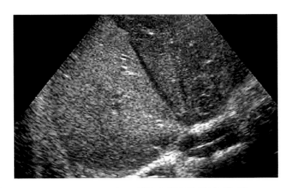

图 1-9-3　肋下斜切面显示肝中静脉

尾状叶回声较肝其他部位低，形成一片界限清晰的低脂区（图 1-9-4）。尾状叶低脂区的形成，可能与尾状叶内动静脉的分流、交通导致注入尾状叶的门静脉血流减少有关。其他低脂区常见部位还有肝左内叶（S4 段）、肝近胆囊窝处、肝内胆管旁、肝包膜下等区域。

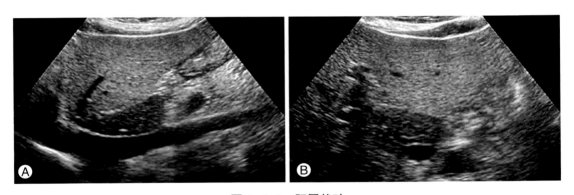

图 1-9-4　肝尾状叶

A. 肝左叶矢状切面；B. 肝横切面

当发现低脂区时，切莫简单的观察和描述所见，一定仔细观察该区域及周边有无异常，如肿瘤、异常血管丛等，这些异常结构的存在，也是低脂区出现的常见原因。在 S4 段，时常还能看到类似这样的局灶性的高回声区，边界清，无明显占位效应。这种无占位效应的局灶性高回声区，多为局部脂肪浸润所致，S4 段也是其常见的发生部位（图 1-9-5）。

图 1-9-6 也是一例 S4 段的局部脂肪浸润。注意其并无占位效应，肝中静脉在其中自如的穿梭，走行规则（图 1-9-7）。当局部脂肪浸润面积较大时，特别是形态不规则时，很容易被误认为肿瘤。

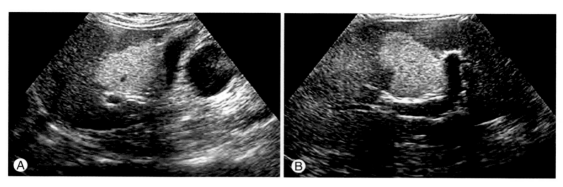

图 1-9-5　S4 段局部脂肪浸润

A. 肝左叶矢状切面；B. 肋下切面

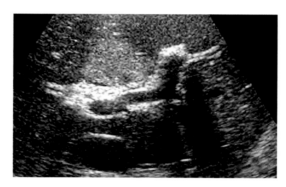

图 1-9-6　肝左叶肋下切面

局部脂肪浸润，如同小鹿（门静脉）背上驮着的一座小山丘

（1）该高回声区包绕部分门静脉及肝静脉，但其并未对后两者产生明显占位效应，因此还考虑为局部脂肪浸润（图 1-9-8）。

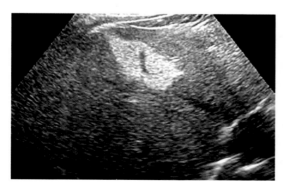

图 1-9-7　肝右叶肋下切面

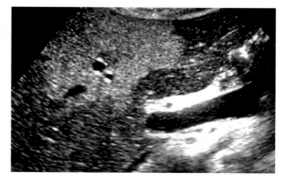

图 1-9-8　局部脂肪浸润

肝内片状高回声区，外形不规则，边界清

（2）肝左叶回声混杂，高回声与低回声交织杂乱，很容易认为是某种恶性肿瘤（图1-9-9)，如胆管细胞癌，但若观察到其中走行自若的门静脉，可能对诊断有一些不一样的看法（经证实为局部脂肪浸润）。

当然，总会有一些很不一样的病例，颠覆着超声医师的认知和观念，如以下这例（图1-9-10）：这会是什么呢？小肝癌或某种感染性病灶？最终穿刺活检证实为正常肝组织，即脂肪肝背景下的正常肝面。随访期间亦未发现其明显变化，着实让人惊讶不已。

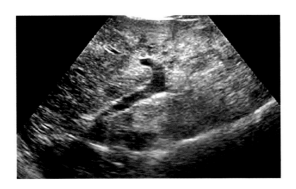

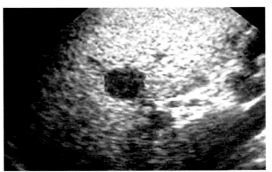

图 1-9-9　肝左叶肋下切面

肝左叶回声不均匀，呈高低回声混杂表现

图 1-9-10　脂肪肝背景下的类圆形低回声

回声边界清，内部回声均匀

第十节　文献：胆管错构瘤

胆管错构瘤，最早为 Von Meyenburg 于 1918 年描述，是肝内胆管内于胶质内发展出的大量小点状的病变。这些良性的肝畸形在尸检中偶然发现，几率为 0.6% ~ 5.6%。胆管错构瘤的图像被描述于单独且少量的病例中，包括超声、磁共振及 CT。

胆管错构瘤经常容易与恶性肿瘤混淆，并被很多报告描述为单发、数个、规则实性结节，往往直径< 1cm。结节多为低回声，高回声出现的频率低一些，在 CT 上表现为低密度。

另外，肝内多发点状强回声，伴"彗尾征"，无明显占位效应，也常常证明为胆管错构瘤（图 1-10-1）。目前认为这些点状强回声可能是极小的囊性结构，小至超出超声分辨率（图 1-10-2）。

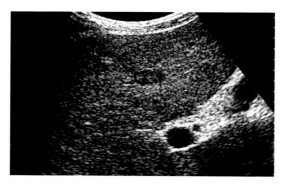

图 1-10-1 胆管错构瘤

多发点状强回声，伴"慧尾征"

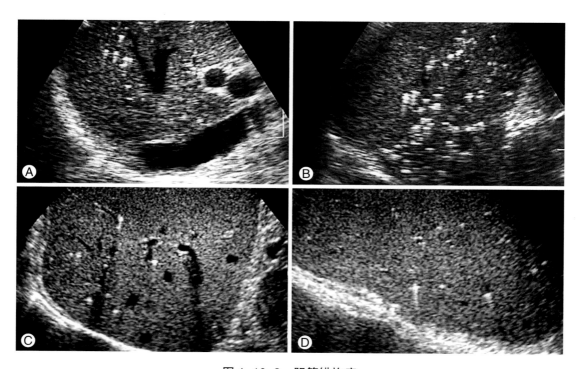

图 1-10-2 胆管错构瘤

小至超出超生分辨率的点状强回声

　　胆管错构瘤经常是独立的，无明显表征，或合并其他先天性缺陷病，如先天性肝纤维化、多囊肝、多囊肾。胆管错构瘤与胆管癌间有千丝万缕的联系，不容忽视。

第十一节 文献：肝脂肪瘤与肝血管平滑肌脂肪瘤

　　肝脂肪瘤特别稀少，只有零星的病例在放射学文献中被报道。肝脂肪瘤、肾平滑肌脂肪瘤、结节性硬化症之间有一定的联系。

　　肝脂肪瘤一般无临床症状。超声可显示肝内明确的高回声包块，但难以与血管瘤、局灶脂肪浸润相鉴别，除非该肿瘤很大，并且紧邻横膈，在这种情况下，由于声束穿越脂肪速度降低的缘故，会导致声像图的不连续或破坏。

　　CT可以明确诊断，并揭露该包块的本质是脂肪（–30HU）。作为鉴别诊断的对象，血管平滑肌脂肪瘤也可表现出相似的声像图表现，尽管其内脂肪含量不如脂肪瘤丰富，不足以在CT中表现出足够强的脂肪衰减，但不依靠活检病理很难做出准确诊断（图1-11-1～图1-11-4）。

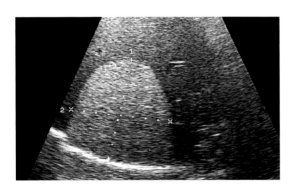

图1-11-1　肝脂肪瘤

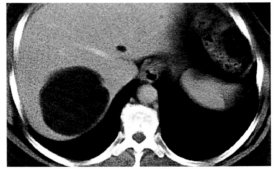

图1-11-2　肝脂肪瘤CT

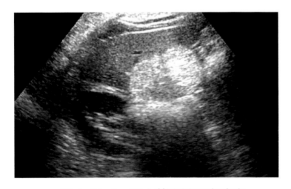

图1-11-3　肝血管平滑肌脂肪瘤

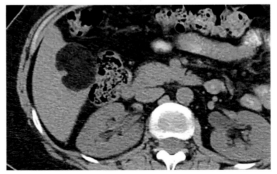

图1-11-4　肝血管平滑肌脂肪瘤CT

第十二节 病例：肝紫癜症——一言不合易出血

肝紫癜症，是一种少见的肝良性病变，Tsokos 于 1861 年首先用 "Pelios" 来描述该病，其特征性表现为病灶内充满大小不等的充血囊腔，单个直径在 1~30mm 不等。

肝紫癜症与肝血管瘤的区别在于前者充血囊腔间的纤维间质中存在来自肝汇管区（包括肝动脉、门静脉）的分支。这些充血囊腔的形成，和囊壁网状纤维的破裂有关，而后者往往继发于非特异性的肝细胞坏死。

肝紫癜症的病因尚不明确，早期研究认为和慢性消耗性疾病有关。随着研究的深入，有学者发现其与肝肾移植、类固醇激素的使用、人类免疫病毒（human immunodeficiency Virus，HIV）感染有关。其中，HIV 可为单一发病因素，这可能与艾滋病（acquired immunodeficiency syndrome，AIDS）患者免疫低下，杆菌机会感染，引起杆菌性紫癜症，既往称杆菌性血管瘤病。

肝紫癜症的超声表现不一。正常肝背景下，常表现高回声，而脂肪肝背景下，则呈现为低回声（这点和血管瘤类似），多发常见，外形呈圆形或不规则，边界清晰或不清，部分可呈恶性占位表现。有文献报道，部分病灶内可出现钙化灶。

※ 病例介绍一：患者女性，34 岁，肝移植术后。

※ 超声显示：肝内巨大高回声占位，内见多发粗大强回声钙化灶（图 1-12-1），肝左叶见多发高回声占位，外形近圆形，边界尚清晰，内部回声欠均，亦可见散在粗大钙化灶（图 1-12-2）。

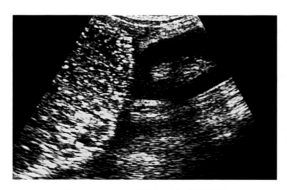 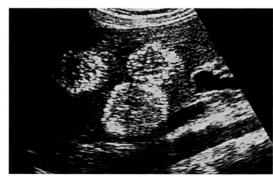

图 1-12-1　肝右叶矢状切面　　　　　图 1-12-2　肝左叶矢状切面

※ 病例介绍二：患者女性，66 岁，无明显不适，行肝二维超声和超声造影检查（图 1-12-3）。

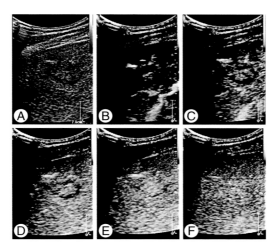

图 1-12-3　肝二维超声及超声造影

A. 二维声像图显示肝内低 - 等回声占位，外形不规则，边界模糊，内部回声不均；B ~ F. 超声造影显示动脉早期呈中心强化并向周围发散，随时间延续，至延迟期则呈均匀强化

　　肝紫癜症一般预后较好，但由于充血囊腔存在自发性破裂出血的风险，所以仍需警惕这些"定时炸弹"。

第十三节　文献：肝念球菌病

　　肝是真菌血行感染第二常见的器官，仅次于肺脏。念球菌病往往出现在免疫力低下或脏腑功能不全的患者，也可出现在妊娠期或行静脉营养后的患者。临床表现包括中性粒细胞减少，患者在白细胞计数恢复正常后依旧顽固的发热。

　　超声特征包括以下几点：

　　（1）"轮中轮征"：外周低回声，内部回声增高，中心周边呈低回声（图 1-13-1）。形成原因：结节中心病灶表现为点状的坏死灶（真菌导致的坏死），这往往出现在念球菌病的早期。

　　（2）"牛眼征"：1 ~ 4cm 结节，中心（偏心）高回声，并有低回声晕，厚度不均。此征象往往出现在中性粒细胞计数回复到正常，中心区内含炎性细胞（图 1-13-2）。

　　（3）弥漫性低回声：最为常见，与不断进展的纤维化有关（图 1-13-3）。

　　（4）局部强回声：强回声钙化，与瘢痕形成有关（图 1-13-4）。

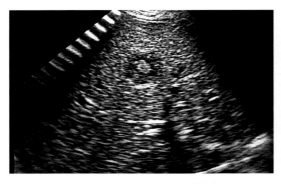

图 1-13-1　肝"轮中轮征"

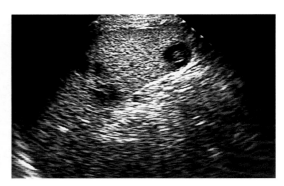

图 1-13-2　肝"牛眼征"

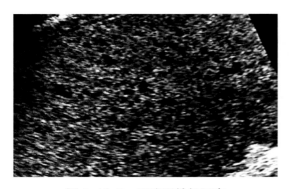

图 1-13-3　肝弥漫性低回声

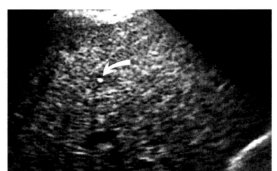

图 1-13-4　肝局部强回声（箭头）

　　尽管经皮肝穿刺活检对诊断有所帮助，但经常会得到假阴性结果，这可能和未能取到中心坏死区的样本有关，这些区域往往是念珠菌存在之所。

第十四节　病例：嗜酸性肉芽肿性多血管炎

　　※ 病例介绍：患者女性，37 岁，主诉"间断鼻塞 11 年，反复发热、喘憋 6 个月，双手指端发冷，疼痛 1 个半月"入院。

　　※ 超声显示：肝内见数个囊实性低 – 无回声，外形近圆形，边界清晰，边缘呈高回声，内部回声欠均匀，血流不丰富（图 1-14-1）。

　　※ CT 显示：肝内多发大小不一的低密度灶（图 1-14-2）。

　　※ 化验指标：嗜酸性粒细胞、IgE 明显升高，ANCN 阴性，转氨酶升高，骨穿骨髓象及流式均可见嗜酸性粒细胞增多，治疗后嗜酸性粒细胞计数病理活检值及 IgE 下降。病理提示：小块肝组织，肝窦扩张，局灶肝细胞脂肪变性，汇管区灶状淋巴细胞及嗜酸性粒细

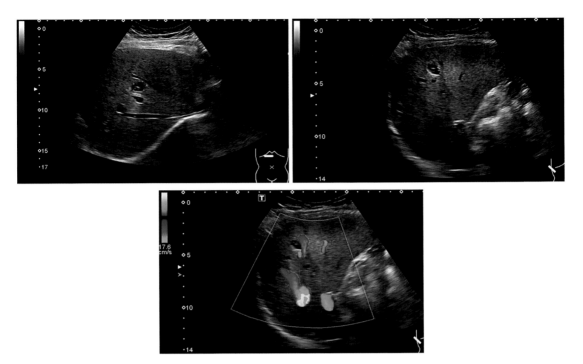

图 1-14-1　该患者肝内见数个囊实性回声

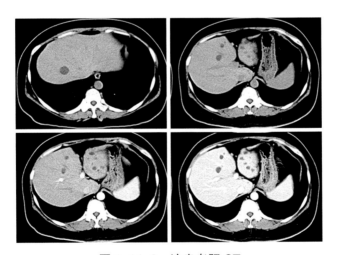

图 1-14-2　该患者肝 CT

胞浸润，局灶纤维组织增生，未见典型血管炎表现。

　　※ 病理诊断：嗜酸性肉芽肿性多血管炎。

　　※ 相关知识介绍：肝嗜酸性肉芽肿是肝的一种良性病变，是肝对许多致病因素所产生的一种局部慢性炎症反应，可能由机体免疫功能不全和对刺激物发生过敏反应所致，表

27

现为嗜酸性细胞在肝局部大量浸润并形成结节样。

◆**临床表现**：可从无不适或仅有疲劳到全身乏力，发热，肝区痛等，甚至可以表现为急腹症。

◆**病史**：一般有食生鱼片史，血吸虫疫水接触史等，无肝炎病史。体检发现者可无异常，有症状就诊者可无发热或不同程度的发热，一般皮肤巩膜无黄疸，右上腹压痛，右肋缘下可触及肿大的肝，肝区扣击痛等。

◆**血象**：白细胞增高，嗜酸性粒细胞高，肝功能正常或转氨酶、血胆红素轻到中度升高。

◆**病理表现**：主要是大量嗜酸性细胞局部浸润，肝汇管区扩大，可有纤维轻度增生，其内肝窦亦可扩张，一般不伴有坏死。

◆**超声表现**：肝内的低回声病灶，病灶可为圆形或类圆形甚至楔形等，一般边界不清，内部回声尚均匀，病灶可为一个或多个，且对其周围的血管无压迫，彩色多普勒和能量多普勒检查病灶内检测不出血流信号，亦可无异常表现。

◆ **CT 表现**：肝内的片状均匀的低密度病变，其边界不清，边缘一般不规则，对周围的肝血管无压迫。增强扫描病灶一般有不同程度的延迟强化，强化不均匀，多呈现分隔状强化，亦可无异常表现（图 1-14-3）。

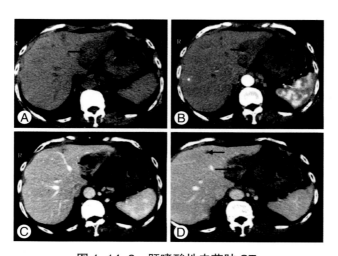

图 1-14-3　肝嗜酸性肉芽肿 CT

A. 平扫示肝左叶略低密度灶（箭头），边界清晰，密度均匀，胃壁亦示不均匀增厚；B. 增强扫描示动脉期病灶；轻度强化（箭头）；C. 增强扫描示门静脉期病灶不均匀强化（箭头）；D. 增强扫描示延迟期病灶进一步强化（箭头），呈网格状改变，左内叶亦见轻度强化结节（箭头），增厚胃壁（箭头）呈不均匀强化

◆**MRI 表现**：肝内的形状为圆形、三角形或楔形病灶，在 T_1WI 一般为等或稍低信号，T_2WI 为等信号或稍高信号，病灶内信号一般均匀，增强扫描后病灶一般有不同程度的强化。影像学表现对该病无特异性，通过确诊有赖于病理检查。

◆鉴别诊断：通过嗜酸性粒细胞、高热、病程与肝浓肿进行鉴别；通过肝炎、肝硬化病史，强化方式与原发性肝癌进行鉴别；通过胆管扩张与血流胆管细胞癌进行鉴别。

第十五节　文献：隐匿而危急的胆囊穿孔

※ 病例介绍：患者男性，90 岁，主因"急性腹痛及呕吐 2 小时"就诊，既往无显著腹部疾病史，生命体征平稳，心率稍快，120 次 / 分，体温稍高，37.6℃。体格检查：弥漫性腹肌紧张，轻微腹膨隆，肠蠕动减弱。实验室检查：白细胞计数：2.24×10^9/L（升高），C 反应蛋白：30.4mg/L（升高）。常规腹部超声显示：胆囊壁不均匀增厚，腔内多发点状高回声沉积于一侧胆囊壁上（图 1-15-1）。后行超声造影检查，静脉注射 2.5ml 声诺维（SonoVue），显示胆囊壁局部连续性中断（图 1-15-2），诊断胆囊穿孔。随后，外科立即予以胆囊切除术，证实存在胆囊穿孔。患者术后恢复良好，4 天后出院。

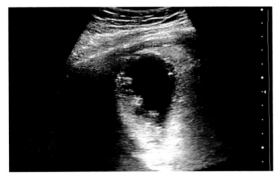

图 1-15-1　腹部声像图

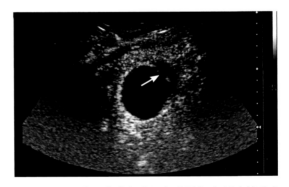

图 1-15-2　（胆囊底部）胆囊壁局部中断（箭头）

※ 病例小结：胆囊穿孔是急性胆囊炎的并发症之一，少见而严重，有很高的死亡率。约 10% 的急性胆囊炎患者会进展为胆囊穿孔。

※ 本病诱因：研究表明，胆囊与胆道拥有一致的生理功能，相互影响。胆囊结石、腺肌症、肿瘤会导致胆囊弹性下降；如果同时存在胆道疾病，如胆总管结石、蛔虫等，胆道内压力增高，波及胆囊，导致后者胆汁淤积而肿大。此外，排泄受阻的胆汁容易诱发感染，导致胆囊壁充血、水肿、渗出和分泌均增多，胆囊内的压力进一步显著增高，胆囊壁内的细小动脉受压而导致局部供血不足，最终导致胆囊壁缺血坏死，而诱发胆囊穿孔。

※ 胆囊穿孔的分型：Ⅰ 型为游离穿孔，占 30%，常见于胆囊底部，穿孔后由于局部无法形成有效的组织粘连，而导致胆汁流入腹膜腔内，形成胆汁性弥漫性腹膜炎；Ⅱ 型为

局限性穿孔，占 50%，穿孔处有脏器（如肝、胃、十二指肠、小肠或结肠）或网膜相邻、流出的胆汁被包裹或粘连，形成局限性脓肿；Ⅲ 型为慢性穿孔，占 20%，多缓慢的发展为胆囊肠瘘。

※ 常见临床表现：不同程度的右上腹痛，且逐渐加剧，并向全腹蔓延，腹膜刺激征象，可伴有体温升高、巩膜黄染，触诊可扪及肿大胆囊轮廓。实验室检查可呈急性炎症表现，白细胞计数增多、C 反应蛋白升高。

※ 超声对诊断本病的价值：超声在诊断急性胆囊炎中有很高的价值。既往亦有超声诊断胆囊穿孔的报道，并用"洞征"来描述局部缺如的胆囊壁，但缺如的胆囊壁在超声中的显示率为 0 ~ 70%，在大多数病例中，超声往往发现的是非特异性的征象，如胆囊窝积液、增厚的胆囊壁、胆囊增大等。

※ 超生造影对诊断本病的价值：超声造影在急诊胆囊穿孔中的应用尚在研究之中，超声造影剂声诺维能够增强胆囊壁的显示，更突显"洞征"而"擒获"局部缺如的胆囊壁。相信随着研究的深入，超声造影将成为协助急诊医师及时发现隐匿的胆囊穿孔的利器。

第十六节　病例：胆道蛔虫导致急性胰腺炎和"四线征"

※ 病例介绍：患者女性，39 岁，因"急性胰腺炎"入院。

※ 超声显示：胆囊饱满，胆囊壁增厚，胆囊腔内见长线样结构，可自发波浪样蠕动，长线样结构可沿胆总管延伸至十二指肠乳头处（图 1-16-1）。

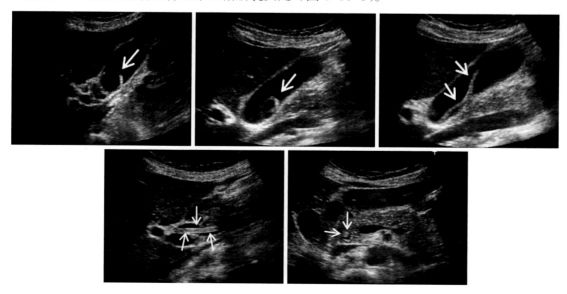

图 1-16-1　胆道蛔虫（箭头）

※ 超声诊断：胆道蛔虫症。

※ 临床治疗：临床给予丙硫咪唑抗寄生虫治疗，并于第二日行 ERCP 拟去除该寄生虫。结果，术中发现十二指肠乳头被撕开，胆道中已无寄生虫踪影，后经超声和 MRI 证实寄生虫已退出胆道。该患者经治疗康复出院。

※ 小结：蛔虫感染影响着全球 25% 的人类，特别是热带地区人口，其常寄生于空肠，33% 迁移至胆道系统。胆道蛔虫症仅 5% 临床表现为急性胰腺炎，56% 为胆绞痛（最多见），24% 为胆管炎，2%～13% 为急性胆囊炎，1% 为肝脓肿（少见）。蛔虫的典型超声表现：25～30cm 长，6～8mm 厚的管状结构，每边有两条高回声轮廓线，轮廓线间呈低回声，管状结构腔内呈低 – 无回声，为蛔虫的消化道，整个蛔虫长轴呈"四线征"，短轴呈小环，蛔虫卷曲时可呈多个等大的小环并列（图 1–16–2）。

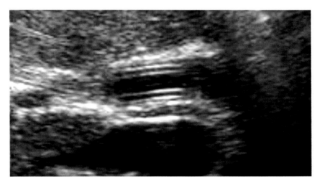

图 1–16–2　蛔虫长轴呈"四线征"

通过超声不难于其他胆道寄生虫，如华支睾吸虫、片吸虫等相鉴别，后者长度短，仅数毫米至几厘米，往往呈线状或卵状结构，容易与结石相混淆。

在使用丙硫咪唑驱虫的同时，使用 ERCP 清除那些不能自发离开胆道系统的蛔虫是有必要的。术中应尽量避免切开十二指肠乳头，以免再感染时寄生虫更容易迁移至胆道。另外，尽量避免破坏蛔虫的虫体，以免继发胆管炎。如果 ERCP 取虫失败，需行手术清除。该病治疗后 6 个月的再感染率高达 80%。

第十七节　揭秘：胰腺钩突部低回声是怎么回事？

在日常检查工作中，超声医师时不时会遇到胰头钩突部低回声（图 1–17–1）。由于险恶的胰腺癌往往高发于胰头部（约 2/3，涵盖钩突部），该处若出现异常回声，往往会让超

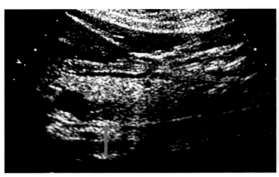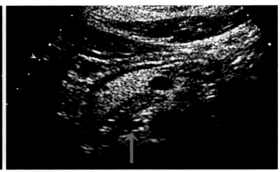

图 1-17-1 胰腺钩突部低回声（箭头）

声医师不寒而栗，谈癌色变，整个人变得机警起来。

当然，这并非坏事，对于胰腺癌这种恶名昭彰的"万癌之王"，宁可错杀一千，也不愿放走一个。事情总有另一面，如果超声医师一看到类似的胰头钩突部低回声，立即想都不想就往肿瘤上靠，"实性占位性病变，癌可能，建议进一步检查"的结论飞速的下了，这也并不是非常合适，于临床、于患者，都是异常沉重的压力。

所以，适当的分析和思考是非常必要的，这对于超声医师诊断时拿捏尺度，向临床及患者交代病情，均有裨益。

在临床上超声医师要积极寻找证据，仔细观察胰头部有无肿瘤的直接或间接征象，如增大的胰头部、明显的占位效应（被推挤开的周围血管和组织）、扩张的胰管和胆管（胰腺钩突部位的占位压迫管腔的几率低一些）、腹膜后异常淋巴结、肝转移灶等，都有助于分析和诊断。如果以上征象均没有，依旧一无所获，那么超声造影、增强 CT、MRI 都是可选项。不要感到拘束，超声不是万能的，适当地借助造影剂等其他影像手段。

然而，以上检查还可能给您一个"未见异常"的回报，这胰头钩突部的低回声，到底是什么？事情可能没有想象中那样复杂，这块"恼人"的低回声，可以只是一片胰头钩突部的低脂区。

为什么会形成低脂区呢？这可能与胰腺的胚胎发育有关，因为胰腺在发育过程中，是腹胰（右叶）和背胰两芽逐渐发育、融合而成的，其中腹胰右叶形成胰头的下部和钩突，背胰形成胰头的上部、胰体和胰尾（图 1-17-2）。

不同的发育起源，决定腹胰和背胰形成的胰腺组织，各处成分有所不同，例如，背胰的胰岛数量多、脂肪细胞数量也多，而腹胰则胰多肽（panoreatio polypeptide，PP）细胞多等。所有这些都有可能导致胰头钩突部脂肪含量相对较少，而在声像图上表现为低脂区。

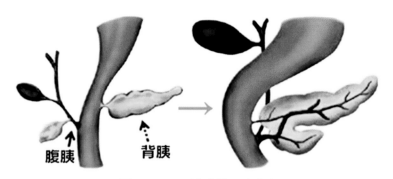

图 1-17-2　胰腺的胚胎发育

引自《奈特人体解剖学彩色图谱》

第十八节　文献：脾的"裸区"，腹腔"洪流"无法染指之地

脾是由胚胎时期背系膜内的一群间充质细胞发育而成的，这些细胞最终发育成脾实质、维持形态的结缔组织及脾被膜。而脾动脉则沿着结缔组织伸入脾内，发出分支到达脾脏的血窦中（图 1-18-1A）。

胃前方为腹系膜，后者包裹，并被分成两部分：肝前方的镰状韧带和后方的肝 - 胃韧带（即小网膜），胃后方为背系膜，后者包裹胰腺和脾，背系膜被脾分成两部分，脾前方的脾 - 胃韧带和后方的脾 - 肾韧带。此刻，胰腺尚未迁徙至腹膜后。

当原始的胃开始沿着它的长轴"翻身"时（逆时针旋转 90°），脾和背系膜伴随胃大弯而迁徙到身体的左侧。背系膜在旋转过程中，于左肾前方，逐渐与后腹膜相融合，最终形成脾 - 肾韧带（图 1-18-1B）。这很好地解释了"为什么脾作为一个腹腔内的脏器，它的血管却任性的行走于腹膜后？"的疑问，一切在起始的那一刻已成定数。胃开始逆时针旋转，肝被牵引至右侧，而脾至左侧。

背系膜内包含胰腺、脾以及脾血管，伴随着背系膜的迁移，脾开始与后腹膜相接触、融合，并逐渐形成脾 - 胃韧带和脾的"裸区"。如果融合过程未能完成，脾与后腹膜间仅以细长的背系膜相连，就会形成游走脾。

背系膜与后腹膜完全融合，胰腺此刻已完全成为一个腹膜后器官，脾脏下极后方的部分被膜与后腹膜相融合。此时，胰尾部与脾门相邻，成为一对"好邻居"，超声医师可以利用脾作为良好的声窗，来观察胰尾部的病变。

大多数的成年人，其脾下极后方被膜的一部分，会与左肾上极处的背系膜紧密相连（或者被膜折返为后腹膜），而在脾上留下一块没有被膜覆盖的"裸区"（图 1-18-1C）。脾的裸区范围个体差异较大，但一般不超过脾下极表面的 50%。

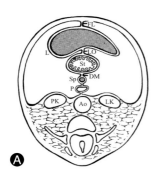 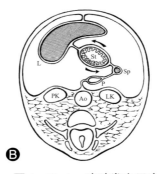 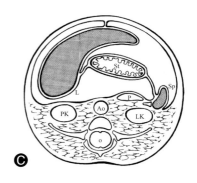

图 1-18-1　脾脏发育示意图

引自《Grant 解剖学图谱》。Sp：脾脏，L：肝，St：胃，P：胰腺，RK：右肾，LK 左肾。A. 4 ~ 5 周脾脏发育；B. 8 周脾脏发育；C. 出生时脾脏

在超声上，脾的"裸区"有何实用价值呢？

　　脾的"裸区"，有助于鉴别左侧季肋区的积液，到底来源于腹腔，还是来源于胸腔。腹腔积液可聚集于脾的侧面，甚至包裹脾，但是无法进入脾后方的"裸区"，而胸腔积液则可下探至脾的后方，同时还可以向内延伸至脊柱旁（图 1-18-2 ~ 图 1-18-5）。另外，肝的"裸区"也有类似功用。

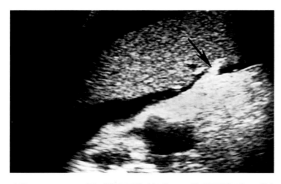

图 1-18-2　无"裸区"的脾，孤零零的脾 - 肾韧带漂浮在腹腔积液里（箭头）

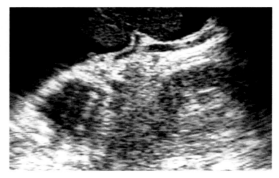

图 1-18-3　脾下极后方部分与后腹膜相融合，形成"裸区"

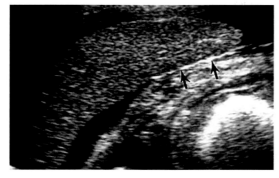

图 1-18-4　脾的"裸区"（箭头），腹腔积液无法染指此处

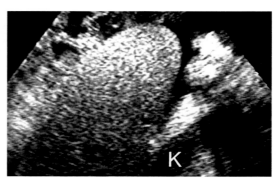

图 1-18-5　脾下极后方与后腹膜大面积融合，以致脾紧贴左肾（K）

第十九节 揭秘："脾"月牙"上方的高回声是什么呢?

在日常工作时,超声医师不时会在脾的常规切面上发现这样的图像(图1-19-1),在等回声的脾"月牙"上方,出现带状的高回声,它究竟是什么呢?镜面伪像,损伤的脾伴积液,还是组织结构变异?

其实,这只是肝的一种正常变异,"Beaver Tail Liver",中文名称为"獭尾肝",见于5%的正常人群,是婴儿出生后,肝左外叶后部未完全退化所形成的"尾状"变异(图1-19-2~图1-19-4)。

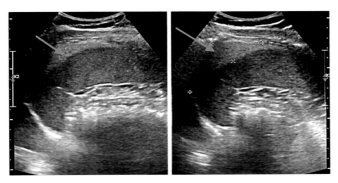

图1-19-1 脾"月牙"上方的高回声(箭头)

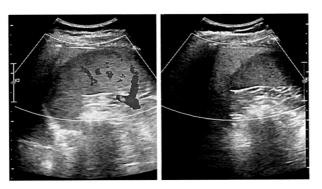

图1-19-2 "獭尾肝"内的血流并不与脾内的血流相延续

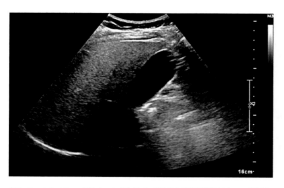

图 1-19-3　脾上方的高回声为脂肪肝的一部分
与图 1-19-2 为同一患者

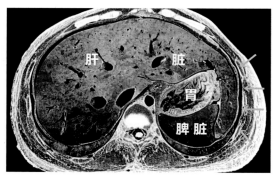

图 1-19-4　解剖断层中"獭尾肝"的表现（箭头）
该图片非本例

　　光从单张超声或 CT 图像上，超声医师很容易认为"獭尾肝"是肝左叶伸向脾脏的细长"尾巴"，但实际不是这样的，将探头上移一个切面，往往依旧能看到这条"尾巴"，所以"獭尾肝"是一个扁胖扁胖的家伙，这点和肾上腺有点像，又宽又薄。正常肾上腺长 4 ~ 6cm，宽 2 ~ 3cm，厚 0.2 ~ 0.8cm（不超过 1cm），超声显示率低。

　　这也是为什么清华长庚医院超生科主任张华斌老师提到"Beaver Tail Liver"叫"狸尾肝"更形象。因为海狸的尾巴是扁胖的，而海獭的尾巴是细长的，称之为"獭尾肝"略失形象，最初命名可能是受到超声、CT 切面影响，光想到其薄而未想到其宽的原因吧。

　　Amy MacDonald 所画的一本非常有爱的儿童读本《Little Beaver and The Echo》（图 1-19-5）。海狸是素食类动物，热爱修建堤坝，借助扁胖的尾巴，海狸能直立身体，更利于打理它的"家"——拦河大坝。海獭是肉食类动物，细长的尾巴在水中阻力小，有助于捕捉猎物，同时可以协助转向（图 1-19-6）。

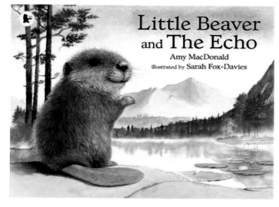

图 1-19-5　《Little Beaver and The Echo》
漫画封面

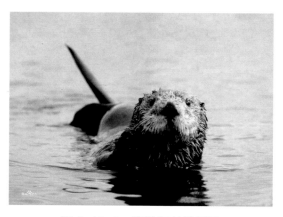

图 1-19-6　海獭细长的尾巴

超声医师没能第一眼就认出那高回声来自肝，还有一个是检查手法的原因。在检查脾时，探头方向是沿着肋间隙方向往上翘着观察，即指向患者左外上方的，此时声像图中的左右关系，乃至上下关系都有偏差，甚至与实际是颠倒的，这不易联想到这位于脾上方的高回声，实际是从后方环抱脾的"獭尾肝"。

在检查时，无论怎么操作，脾似乎都呈弯弯的"月牙"状。但实际上，脾形状更接近于一枚宝螺（图 1-19-7）。

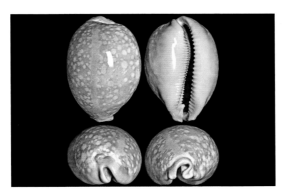

图 1-19-7　宝螺中心有一道深窝，与脾脏类似

同样，要想准确测量脾的厚度，一定是在清晰显示脾门的基础上，努力找寻脾最薄之处，再进行测量。

第二十节　文献：脾梗死的"亮带征"

脾梗死的典型声像图特征：二维超声显示指向脾门的楔形低回声区。CDFI 显示低回声区内无／乏血流信号（图 1-20-1~图 1-20-3）。

文献中"亮带征"的定义：2 条以上细线反射面相互平行或相对平行，垂直于声束，于低回声的脾实质背景之下，并出现于多张图像中。

这是一例正常脾：箭头显示类"亮带样"结构，但并无脾实质回声减低背景，所以不是"亮带征"，CDFI 亦可以帮助鉴别（图 1-20-4）。

"亮带征"何以产生？组织学切片考虑"亮带征"产生于脾小梁（图 1-20-5）。脾小梁为纤维组织成分，不光形成脾坚韧的外层被膜，还沿着脾门血管伸入脾脏内部，形成血管鞘，并进一步伸入脾实质内，支撑起整个脾（图1-20-6）。脾梗死患者的图像出现了"亮带征"（图1-20-7，图1-20-8）

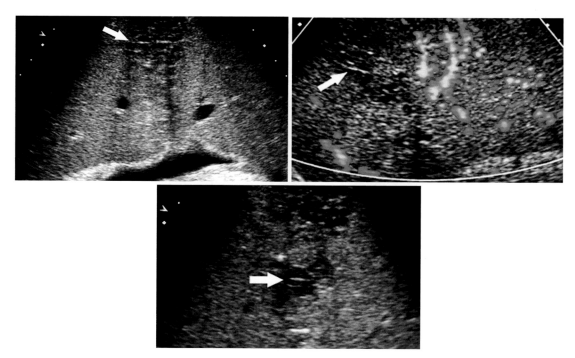

图1-20-1　脾梗死的"亮带征"（箭头）

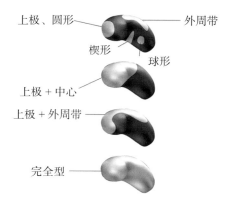

上极、圆形 —— 外周带
楔形
球形
上极＋中心
上极＋外周带
完全型

图1-20-2　经典梗死区的超声类型

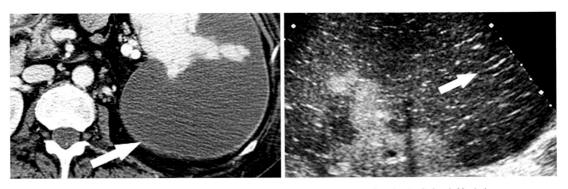

图 1-20-3 多发亮带在低回声梗死区背景下，位于脾下极和中部（箭头）

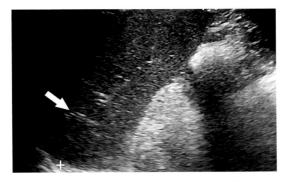

图 1-20-4 类"亮带样"结构（箭头）

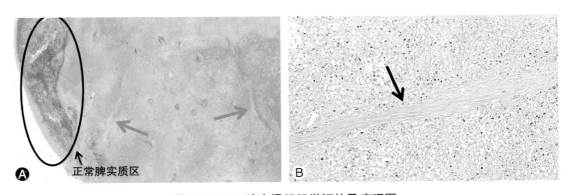

图 1-20-5 脾小梁组织学切片及病理图

A.脾梗死区（箭头），正常脾实质区（○）；B.脾小梁（箭头），HE 染色，×20

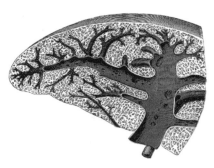

图 1-20-6　脾小梁解剖示意图

引自《Grant 解剖学图谱》

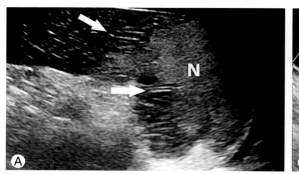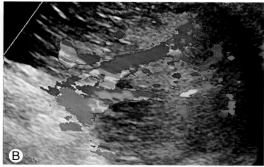

图 1-20-7　脾梗死

A. 脾梗死区（箭头），正常脾实质区（N）；B. 中心区域血流分布正常，两极脾梗死区无血流信号

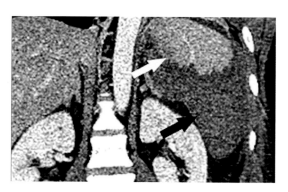

图 1-20-8　脾梗死患者的 CT

无损区：正常强化（白色箭头），梗死区（黑色箭头）

　　※ 讨论："亮带征"有助于提高超声诊断脾梗死的敏感性和特异性。微泡造影剂超声显像也能起到此作用，但是尚未在全球普及。数据显示：85.7% 的有典型征象的脾梗死和95.7% 的无典型征象的脾梗死均可探及 "亮带征"。"亮带征"甚至可以发现于更早期的脾梗死文献图像中（一定程度上说明 "亮带征"受超声仪器质量影响较小）。

　　"亮带征"可能特异于脾梗死，因为它并未出现在任何对照组里，无论异常或正常组里。尽管典型的脾梗死的声像图为楔形低回声区，仍有很多情况脾梗死表现为圆形或不规则形，而且可能并不指向脾门（图 1-20-9，图 1-20-10）。

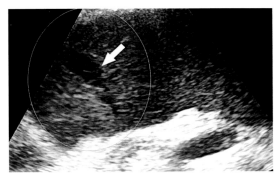

图 1-20-9　无"亮带"而有典型征象的脾梗死（箭头）

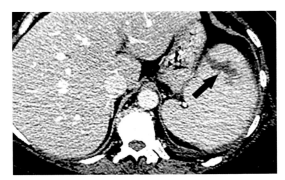

图 1-20-10　脾梗死患者 CT

　　另外，一些脾梗死随着时间延长，回声逐渐增强至中等或高回声，亦增加了鉴别的难度。很多不具备典型声像图特征的脾梗死不容易与脾脓肿、脾破裂、脾肿瘤相鉴别。

　　高效地确诊脾梗死有很重要的临床价值，能有效地诠释患者的症状、避免不必要的鉴别消耗时间、提供潜在的病变证据。研究证明 "亮带征"有很高的脾梗死诊断率（敏感性、特异性）。

　　※ 需注意的几点实用性：

　　（1）脾梗死时，脾脏血管和管腔不再特征性的垂直于声束，以至于能从 "亮带征"区别出来，实时视频可能非常有助于显示这些结构并便于区分。

　　（2）实时检查及动态超声有助于鉴别复杂混合回声的完全性脾梗死。在这型脾梗死中，会发现全脾脏的 "亮带征"，而典型征象则无显现；彩色多普勒此时能特别有助于鉴别血流的缺失，而避免假阴性的出现（图 1-20-11，图 1-20-12）。

　　※ 总结：本研究中，"亮带征"出现在 91.9% 的脾梗死患者，其中包括 95.7% 的无典型征象的脾梗死患者，而且没有出现在任一对照组中，无论异常或正常对照组。

　　"亮带征"很可能源自于脾纤维小梁的镜面反射，脾梗死区脾小梁依旧完整，而区域内脾实质发生坏死，形成 "亮带"。进一步的工作还需要进行以确定 "亮带征"能作为脾梗死的诊断，特别是无典型征象的脾梗死的诊断依据。

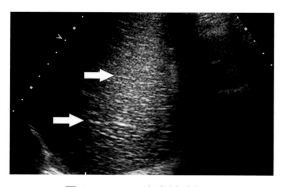

图 1-20-11　完全性脾梗死

脾增大，弥漫性回声减低，内充满"亮带"（箭头）

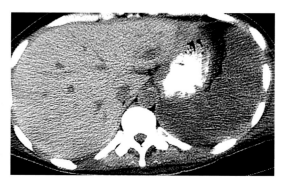

图 1-20-12　CT 显示脾完全无增强

与图 1-20-11 为同一患者

第二十一节　文献："千变万化"的脾淋巴瘤

　　脾最常受到淋巴瘤的侵扰，罹患淋巴瘤且脾受累的患者，常合并有腹腔淋巴结病及全身症状。在霍奇金病中，30%~40% 患者有脾大现象，但其中 1/3 病理活检发现并无脾淋巴瘤；相反，1/3 脾受累的霍奇金病患者的脾大小正常。然而，在非霍奇金病中，40% 患者合并脾淋巴瘤（图 1-21-1）。

　　脾淋巴瘤的 4 种常见超声表现（经病理活检证实）：①弥漫性病变，典型为脾脏增大，回声均匀或部分不均；②多发局灶低回声小结节样病灶（< 3cm）；③多发局灶大结节样病灶（> 3cm）；④巨大实性肿物性病灶（图 1-21-2）。

　　典型的淋巴瘤局灶性病灶为低回声及乏血供。偶尔，在瘤体中心坏死并液化后，病灶可能会表现为无回声的囊肿或类似脓肿。高回声的淋巴瘤病灶并不常见（图 1-21-3，图 1-21-4）。

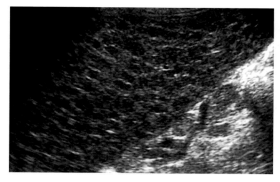

图 1-21-1　脾大且伴数量众多的小结节

病理：T 细胞淋巴瘤

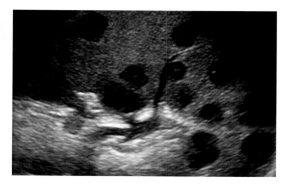

图 1-21-2　大量多种多样的实性结节

病理：滤泡性淋巴瘤

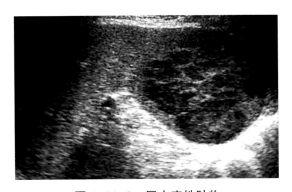

图 1-21-3　巨大实性肿物

病理：非霍奇金淋巴瘤

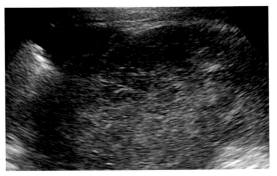

图 1-21-4　硕大而边界不清的脾区占位，原正常脾轮廓消失

病理：B 细胞淋巴瘤

第二十二节　文献：过度活跃的脾结核

活动性结核累及脾常见于粟粒型播散性结核，可发生于结核感染或非典型分支杆菌感染。

脾结核的典型超声表现为：（弥漫性）数量众多的低回声小结节，大小从 0.2 ~ 1.0cm 不等。有时结节可为高回声，或表现为体积更大，低 - 无回声或囊性病灶，代表着结核局灶脓肿形成（图 1-22-1 ~ 图 1-22-4）。

多发大小不等点状强回声弥漫分布于整个脾，穿刺证实为胞内分支杆菌感染（播散型卡氏肺孢子虫肺炎时，脾亦可有此表现）。

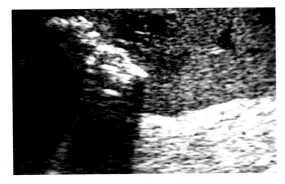

图 1-22-1　强回声伴声影为钙化的结核肉芽肿，低回声区为再活化的结核灶

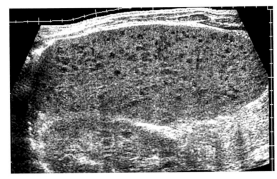

图 1-22-2　年轻 AIDS 女性患者活跃脾结核表现脾内弥漫性大量低回声小结节

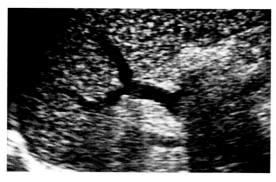

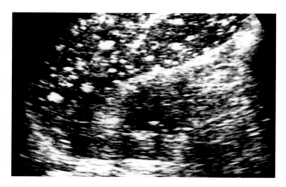

图 1-22-3　活动性结核肉芽肿诸多点状强回声小病灶　　　　图 1-22-4　非典型分支杆菌感染

第二十三节　文献：高雪病

在高雪病患者中，脾大普遍存在，而且大约 1/3 患者脾可见多发结节（图 1-23-1）。这些结节经常是规则、低回声结节，但也可表现为不规则、高回声或混合回声结节。病理上，这些结节表现为多发局灶的高雪细胞聚集，伴有纤维化和局部梗死灶。很少的情况下，整个脾都被侵及，超声表现为脾弥漫性改变，回声混杂不一。

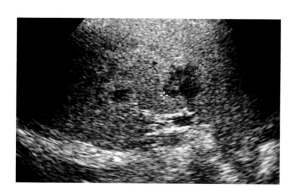

图 1-23-1　高雪病声像图

高雪病又称戈谢病，即葡萄糖脑苷脂沉积病，是一种家族性糖脂代谢疾病，为染色体隐性遗传，是溶酶体沉积病中最常见的一种（图 1-23-2）。葡糖脑苷脂是一种可溶性的糖脂类物质，是细胞的组成成分之一，在人体内广泛存在。

由于葡糖脑苷脂酶的缺乏而引起葡糖脑苷脂在肝、脾、骨骼和中枢神经系统的单核 - 巨噬细胞内蓄积而发病，产生相应的临床表现：如不明原因的脾大、肝大、贫血、血小板减少、骨痛、神经系统症状等。

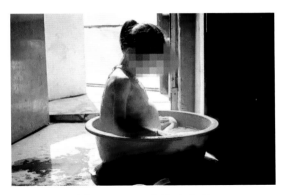

图 1-23-2　高雪病患者

　　高雪病在世界各地均有发病。犹太人群发病率较高，为 1∶50。我国在 1948 年首次报道以来，各地均有报告，尤其河北、山东、河南及辽宁等地，病例报告较多。许多代谢系统遗传性疾病会导致细胞内产物的堆积，就如高雪病对脾的影响。由于缺乏相应的酶，显微镜下见高雪病脾细胞内大量苍白色细胞内物质沉积（图 1-23-3）。

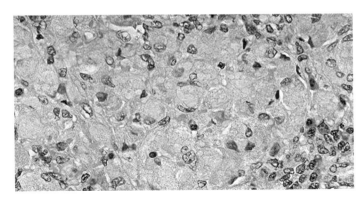

图 1-23-3　高雪病细胞病理图

HE 染色，×40

第二十四节　病例：同样的病例对超声医师是不管用的

　　※ 病例介绍一：患者男性，63 岁，主因上腹部轻微不适就诊，超声检查发现上腹部肝左叶形态异常，外形饱满，整个肝左叶在门静脉矢状部（即工形结构）处似被一股力抽提向上方，初看特别像反手扫查肝右叶斜径切面（图 1-24-1），而右上腹则完全未探及肝右叶、胆囊，肠管走行也异于往常，当时讨论为完全性腹腔脏器转位、先天性肝右叶发育异常等（图 1-24-2），没有定论。遂请其他科室医师会诊。

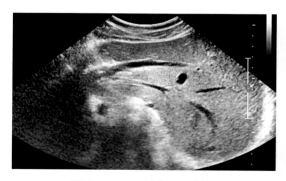

图 1-24-1　剑突下切断面

上腹部探及肝样回声，为增大的肝左叶，仅存于腹腔的肝左叶也向声像图的左侧牵拉，即向上抽提

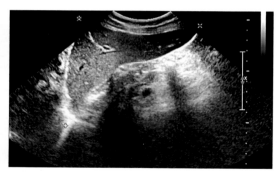

图 1-24-2　剑突下矢状切面

肝左叶增大，前后径 10.6cm，上下径 11.6cm，形态尚可，内部回声均匀

※ 病例介绍二：患者男性，64 岁，腹痛，初观其面容无剧痛表现，自行入诊室，语速缓和，例行腹部扫查（图 1-24-3，图 1-24-4）。正常情况下，肠系膜下动脉在腹主动脉前壁发出后，向左下方走行，并伴行腹主动脉很长一段距离（图 1-24-5 ~图 1-24-7）。

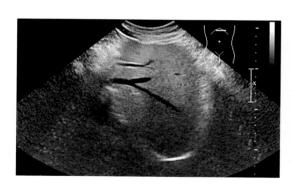

图 1-24-3　剑突下横切面

与病例一同样的声像图再次出现

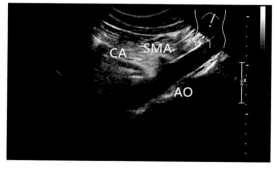

图 1-24-4　剑突下矢状切面

AO：腹主动脉，CA：腹腔干，SMA：肠系膜上动脉。腹腔干及肠系膜上动脉走行异常，向前上方移位

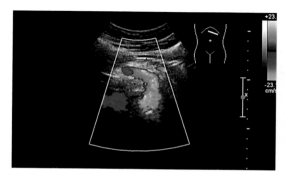

图 1-24-5　CDFI 显示肠系膜上动脉并未向左下方走行，而是向右上方走行

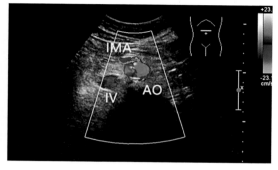

图 1-24-6　CDFI 显示肠系膜下动脉同样被牵拉而向右上方走行

IMA：肠系膜下动脉，IV：下腔静脉

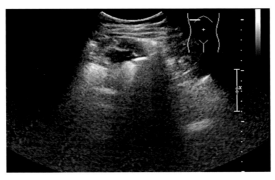

图1-24-7　右胸壁沿肋间由下向上检查

在较低肋间显示疝入的肠管及肠腔内气体，注意气体强回声形成"波浪"边缘及周边实性的肠壁中低回声，很容易误以为是肺叶回声。在较高肋间（第三、四肋间）显示疝入的肝右叶及胆囊。

经过以上检查，明确这是一个巨大的膈疝（diaphragmatic hernia），肝右叶、胆囊等脏器疝入了右侧胸腔。出完报告，与急诊医师进行了沟通，请求行胸腹部CT证实，一个巨大的DH呈现在眼前，占据了应属于右肺叶的区域，右侧横膈是完整的、但纤薄，由此考虑此为DH的一种特殊类型：膈膨升，鉴于患者近期并无外伤史，腹痛轻微而短期出现，且疝发生于右侧胸腔，不除外是一个逐步缓慢进展的先天性膈膨升。

※ 病例讨论：膈疝，是先天性或创伤性因素导致横膈局部缺如，腹腔及腹膜后脏器从缺损处疝入胸腔形成。膈疝并不多见，其中先天性膈疝（congenital diaphragmatic hernia）的发病率为1：2000，创伤性膈疝的发病率占胸外伤的0.8%～2.5%，占胸腹联合伤的4.5%。

了解膈疝，要从熟悉横膈开始。横膈卧于胸腔与腹腔之间，是如同穹隆一般的拱形结构，分为外周肌部和中心腱部，外周肌部由横纹肌肌束组成，中心腱部由纤维束交织而成的坚韧性腱膜组成。膈肌中间部位有三个裂孔，其中穿行大血管及食管，即腔静脉裂孔、食管裂孔及主动脉裂孔，三者分别居于横膈前、中、后位置及第八、十、十二胸椎水平。此外，横膈上还有四个膈孔，成对分布，前两对位于胸肋三角区（胸骨旁），为胸骨旁裂孔（morgagni孔），后两对位于腰肋三角区（横膈后外侧），为胸腹裂孔（bochdalek孔），它们与食管裂孔均为横膈发育过程中形成的薄弱区，也是膈疝的好发位置。食管裂孔呈梭形、矢状位，与食管壁间有韧性结缔组织连接，其与食管前后壁连接紧密而与两侧壁则相对薄弱，容易部分缺如而形成疝，即食管裂孔疝（图1-24-8）。

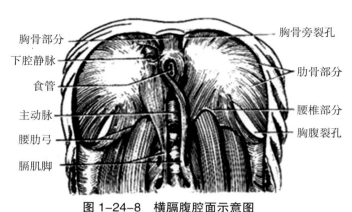

胸骨部分
下腔静脉
食管
主动脉
腰肋弓
膈肌脚

胸骨旁裂孔
肋骨部分
腰椎部分
胸腹裂孔

图 1-24-8　横膈腹腔面示意图

引自《Grant 解剖学图谱》

　　由以上介绍的横膈薄弱区可知 DH 主要有三种类型：食管裂孔疝、胸腹裂孔疝、胸骨旁疝，此外还有膈膨升、中心腱缺损两种特殊类型。

　　（1）食管裂孔疝（hiatal hernia）：最常见（90%），通常是胃底部经食管裂孔薄弱区凸入胸腔所形成。多见于中老年女性（> 40 岁），肥胖女、经产妇多见。食管裂孔疝多是先天性因素（如先天性短食管、食管裂孔发育不良）、肥胖、持续高腹压所致。

　　（2）胸腹裂孔疝（后外侧膈疝、bochdalek 疝）：多见，是一种严重的膈疝。胸腹裂孔疝以左侧多见（80% ~ 85%），常伴有其他先天性疾病，如肠旋转不良（20% ~ 30%）、先天性心脏病（20%）及肺发育不良（80% ~ 90%）。多无疝囊，疝内容物多为小肠（全部或大部）、结肠（部分）、脾及肝左叶。胸腹裂孔疝多在婴儿出生后 6 小时内出现，生后即出现呼吸急促、呼吸困难，甚至发绀、呕吐等临床症状。

　　（3）胸骨旁裂孔疝（前膈疝、morgagni 疝）：少见。胸骨旁裂孔疝以右侧多见（85% ~ 95%），亦可双侧。多有疝囊，疝内容物多为大网膜、横结肠、肝、胆、胃等。胸骨旁裂孔疝因有疝囊包裹，疝入胸腔的范围小，一般症状轻，但如果疝入肠管出现扭转或嵌顿的情况，则可引起肠梗阻、肠坏死等严重合并症。

　　（4）膈膨升（diaphragm eventration，DE）：又称膈肌膨出症，是膈疝中的一种特殊类型。膈膨升最早于 1774 年由 Petit 首次报道，于 1829 年由 Beclard 命名。在膈膨升中横膈是发育完整的，但膈肌发育不良或膈神经麻痹等先天或获得性因素，导致膈肌失去应有的张力。在腹压的作用下，横膈受力向上膨升，携腹腔及腹膜后脏器向胸腔膨出，而最终形成膈膨升。膈膨升可发生于任何年龄，多见于男性，男女比例为 2 : 1，成人多发于左侧，而婴儿多发于右侧。同胸骨旁裂孔疝，膈膨升有疝囊包裹，症状相对轻，但疝入内容物体积较大时，容易压迫肺、心脏而导致呼吸、循环系统症状，此外疝入的腹腔内脏器位置升高，亦可引起相关的消化系统症状。

（5）中心腱缺损（central tendon defect）：是膈疝的罕见类型，文献报道常合并大量的心包积液。该病病情凶险而诊断困难，死亡率高。

虽然膈疝类型较多，但在超声上，膈疝还是有一定的共同点：

（1）横膈的弧形强回声部分中断，或向胸腔膨出。

（2）受累脏器位移，离开常规位置，甚至发生旋转。疝入胸腔部分，如无气体遮挡，可探及疝入的腹腔内容物；与疝入物相邻的脏器或未疝入胸腔的腹腔部分，因受牵拉而形态、方位改变。

（3）CDFI 显示血管因受脏器牵拉，而走行异常，部分跟随疝入胸腔，流速亦发生改变，甚至部分出现缺血、闭塞。

※ 本例经验：疝入右侧胸腔的肝右叶和胆囊，位于疝入肠管的上方，当我们由下往上逐个肋间扫查时，会先扫查到充满气体的肠管，声像图似正常肺叶回声，而产生右侧胸腔无异常的假象。此时，如果放弃继续向上逐肋间探查，就会与疝入的肝胆失之交臂，而错过明确诊断的机会。

第二十五节　病例："误入歧途"的腹股沟膀胱疝

腹股沟膀胱疝（inguinal bladder hernia，IBH），最早描述于 Levine 的 Scrotal cystocele 一文，该文于 1951 年发表于 J Am Med Assoc。在此之前，很多学者把 IBH 和腹股沟疝认作两种不同的疾病区别开来。

IBH 是腹股沟疝的一种特殊类型，疝内容物可为膀胱，或由膀胱与肠管、肠系膜等共同构成。多见于老年男性，约占所有腹股沟疝的 1%～3%。随年龄增长，发病率升高（大于 50 岁，所占比例达 10%）。

IBH 的形成：由于老年人前列腺增生、膀胱壁肌力下降等原因，容易出现排尿困难，以致膀胱腔压力增高，与此同时，老年人的腹壁张力下降，高压力作用下的膀胱易从海氏三角疝出，形成 IBH。

IBH 的临床特点：IBH 往往无临床症状，或有排尿时疼痛、憋尿时腹股沟区包块出现或增大的表现。相对于肠管和肠系膜，膀胱的位置相对固定，而相对容易复位，发生嵌顿的几率较小。IBH 患者排尿后，挤压腹股沟区包块，会出现二次排尿的现象，有助于该病的诊断。

※ 病例介绍一：患者老年男性，排尿不适就诊，行超声扫查（图 1-25-1，图 1-25-2）。

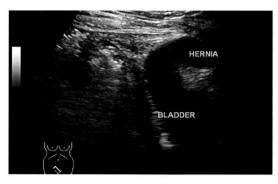

图 1-25-1　下腹部斜切面

BLADDER：膀胱，HERNIA：膀胱疝。膀胱外形失常，部分向浅方疝出，呈"C"字形

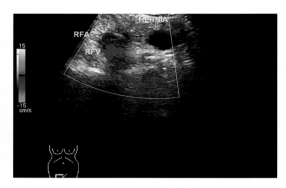

图 1-25-2　下腹部横切面

RFA：右股总动脉，RFV：右股总静脉。疝位于髂血管内侧

※ 病例介绍二：患者男性，40 岁，主诉无不适（图 1-25-3）。

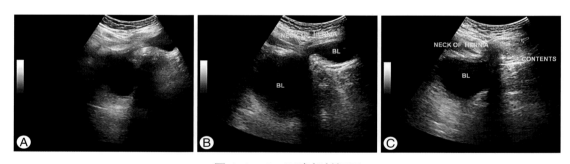

图 1-25-3　下腹部斜切面

NECK OF HERNIA：疝颈部，BL：膀胱。A. 膀胱外形失常，浅方见不规则无回声区，嘱患者继续憋尿待检；B. 膀胱充盈后，可见膀胱向浅方疝出；C. 排尿后，膀胱疝内的尿液尚可排出，余下的高回声可为皱褶的膀胱壁及周围脂肪组织和 / 或肠系膜等

（这两份病例由青岛胶州中心医院宋宴鹏主任百忙之中提供）

第二章

消化系统超声

第一节 病例：被"夹住"的食管憩室

※ 病例介绍：患者女性，28 岁，主因"左颈部吞咽不适、疼痛"来院就诊，怀疑甲状腺肿物行超声检查。

※ 超声显示：甲状腺左叶范围内可探及大小约 1.1cm×0.9cm 近无回声区，内透声差，内可探及多发点状强回声漂浮，后伴"彗尾征"，嘱患者饮水后行吞咽动作，可见其内多发点状强回声流动，进出食管，考虑为食管憩室，建议行消化道造影。

咽食管憩室又称 Zenker 憩室，是食管上最常见的憩室，位于咽和食管交界处（图 2-1-1）。目前主要以消化道 X 线钡剂造影、食管胃镜检查进行诊断，而食管胃镜检查对咽食管憩室的检出率低，仅为 0.76%。

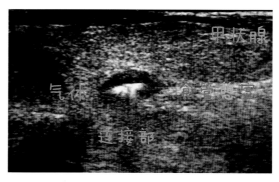

图 2-1-1　咽食管憩室

※ 超声特点：①超声检查能显示出 Zenker 憩室与颈段食管在矢状切面上相连；② Zenker 憩室内的气体产生"彗尾征"（混响伪像），导致在憩室内强回声聚集，且随着加压、饮水的刺激，出现气体流动；③ Zenker 憩室内的食物残渣形成的强回声随着患者的饮水而不断地发生变化，这种现象可能是饮水使食管蠕动引起的。

※ 诊断要点：①发生于甲状腺左叶后方与食管前壁界限不清的结节，应想到咽食管憩室的可能（图 2-1-2）；②检查时应嘱患者做吞咽动作，加压，并嘱患者左侧卧位饮水，观察结节有无变化，这对明确诊断很有帮助（图 2-1-3 ～图 2-1-5）；③加压变化不大的气体回声须与甲状腺结节内钙化的强回声相鉴别；④利用 Zenker 憩室 CDFI 无血流信号的特点帮助鉴别甲状腺及其周围的实性结节，但要非常注意 PRF 的调节；⑤当超声检查提示咽食管憩室时，最好再经钡剂造影或胃镜检查证实。

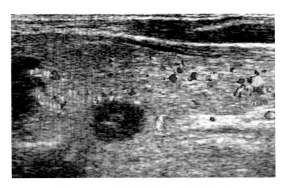

图 2-1-2　甲状腺左叶下极结节

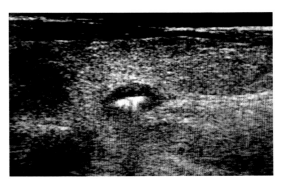

图 2-1-3　吞咽时低回声内可探及气体样强回声，伴不稳定声影

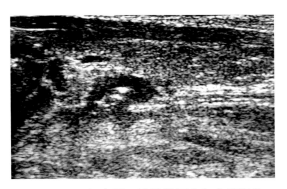

图 2-1-4　超声显示该异常回声与食管相关

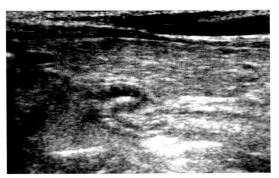

图 2-1-5　调节角度，再次吞咽，可见气体样强回声流入憩室内，随后流出

第二节　病例：颈段食管癌

※ 病例介绍：患者男性，62岁，主因"颈部不适，吞咽困难，逐渐加重2月余"就诊。

※ 超声显示：颈段食管管壁不均匀增厚，较厚处约1.0cm，壁层次消失，回声减低不均匀，内可见少量血流信号，长轴显示吞咽时僵硬的食管壁低回声，以及受压变窄的食管腔，可见食管腔内气体及黏液强回声充盈缺损，残余食管腔细窄呈条带状（图2-2-1A），短轴显示受累及的食管壁明显增厚，四层壁结构消失，管腔狭窄（图2-2-1B）。颈部Ⅵ区可见多个低回声，外形呈圆形或欠规则，内部结构不清，门样结构消失，内可见少量血流信号，较大的约1.9cm×1.4cm，考虑转移淋巴结（图2-2-2，图2-2-3）。

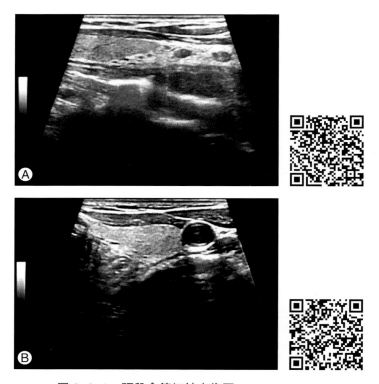

图 2-2-1　颈段食管短轴声像图

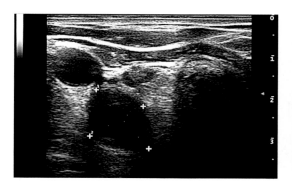

图 2-2-2　颈部Ⅵ区声像图

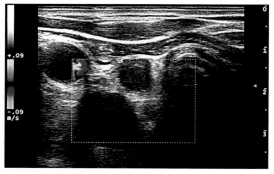

图 2-2-3　CDFI 显示异常淋巴结内血流信号不
丰富

※ 超声诊断：

（1）颈段食管管壁不均匀增厚，符合癌表现。

（2）颈部Ⅵ区多发肿大淋巴结，考虑转移。

随后，外科行手术处理：三切口全喉、全下咽、全食管切除术，全胃代食管，双侧颈淋巴结清扫，纵隔淋巴结清扫，气管造瘘。

※ 术后大体病理所见：距梨状窝下方约 2cm 处开始可见食管肿物，长约 7cm，表面呈菜花样凸起，粗糙，糜烂，质脆易出血，食管腔几乎完全堵塞，右后纵隔头臂干上内侧清扫出一枚淋巴结约 2.5cm×2.0cm，余位置多发小淋巴结。

※ 病理结果：（食管）中分化鳞状细胞癌。

※ 病例讨论：食管全长约 75cm，分为三段，分别为颈段、胸段、腹段（图 2-2-4）。食管的颈段长约 5cm，为食管入口至胸骨柄上缘的颈静脉切迹平面的一段。颈段食管前方为气管，后方有椎体，超声检查时，可于气管两侧进行横向和纵向的扫查，并适当移动探头以减少气管和椎体的干扰。

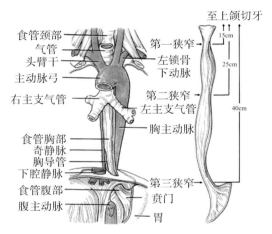

图 2-2-4 食管的解剖位置以及三个狭窄

引自《奈特人体解剖学彩色图谱》

食管壁分四层，分别为黏膜层、黏膜下层、固有肌层和外膜层（食管缺乏浆膜层的覆盖，仅为疏松纤维组织构成的外膜层所包裹，内含血管、淋巴管和神经）。食管壁的厚度约 3mm，不超过 4mm，厚度均一，管腔居中，吞咽后，可见少量唾液缓慢通过食管。在超声图像上可清晰显示食管壁各层结构，正常食管壁由内向外层次清晰，超声表现为"弱—强—弱—强"四层回声。

X 线钡餐可较直观地观察食管壁病变范围及食管扩张程度，CT 对显示食管周边淋巴结具有优越性。超声在判断肿瘤对管壁的浸润程度方面具有明显优势，在观察食管壁运动状态时，可动态、反复地检查而无痛苦或辐射。对那些因食管狭窄或堵塞而无法通过内窥镜和钡餐检查的患者来说，超声是一种不可或缺的检查方法。

在我国，男性高发食管癌，90% 的食管癌为鳞癌，食管鳞癌的高危因素包括抽烟和饮酒，而食管腺癌主要与胃食管反流性疾病和巴雷特（Barrett）食管有关（当食管下端有 ≥3cm 的异常柱状上皮覆盖时，被称为巴雷特食管。学者普遍认为巴雷特食管是获得性，并与反流性食管炎密切相关，但只有 10% 的反流性食管炎发展为巴雷特食管，并有发生腺癌的可能。1950年Norman Barrett首次提出，1957年确认，现已渐被人们所关注，食管鳞癌主要发生在食管中段（50%～60%）和下段（30%），而上段（10%～15%）并不常见，食管鳞癌中大多数为中分化鳞癌（2/3）。相比之下，在西方国家，食管腺癌是食管癌最常见的病理类型，多发生在食管下1/3段，并且常累及食管-胃接合部。

　　※ 颈段食管癌的超声表现：病变部位食管形态失常，管壁不规则增厚，结构层次紊乱模糊，回声减低并形成肿块而产生占位效应，致使食管腔堵塞、中断、移位和不显示，CDFI显示病变区可探及血流信号，但不丰富，呈高阻动脉频谱（图2-2-5）。

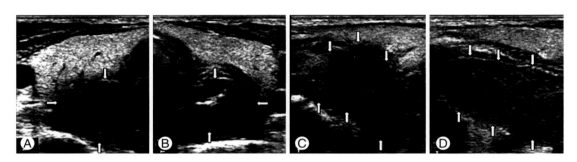

图2-2-5　颈段食管癌（箭头）

A. 颈前区偏右横切面；B. 颈前区偏左横切面；C. 颈前区偏右纵切面；D. 颈前区偏左纵切面

　　※ 知识延伸：食管壁增厚并非食管癌特有超声表现，以下疾病均可导致食管壁增厚：①食管良性狭窄：多有化学灼伤史；②食管良性肿瘤：最常见为平滑肌瘤，可发生于食管的各部位，以下段多见；③食管结核：少见，多为继发性，常位于食管中段，病程进展慢，多见于青壮年，常有结核病史；④食管溃疡、Barrett食管等。

　　诊断时应结合临床、胃镜、CT等资料进行综合分析。

　　中晚期食管癌可分为四型：①髓质型：癌肿在管壁内浸润性生长，累及食管全层，并向腔内外生长，食管壁增厚，管腔变窄；②蕈伞型：肿块像蘑菇状突入食管腔内，表面可有糜烂和溃疡；③溃疡型：肿瘤表面形成溃疡，深达肌层，边缘隆起且不规则，底部凹凸不平；④缩窄型：癌肿在管腔内呈环形浸润生长，形成明显的环形狭窄，近端食管腔明显扩张。

　　肿瘤1987年TNM分期法：①T1期：肿瘤局限于黏膜或黏膜下层；②T2期：肿瘤浸润到固有肌层；③T3期：肿瘤穿透外膜层；④T4期：肿瘤侵犯周围组织。

　　根据超声图像显示肿瘤对食管壁的侵犯程度和向外侵犯的范围，可以对病变进行较为粗略的TNM分期。

　　※ 小结：超声医师在发现甲状腺后方肿块时，需要考虑食管来源的病变，尤其对于首诊患者，准确的超声诊断将为临床医师提供重要信息。

第三节 病例：常规腹部超声亦可发现胃部病变

※ 病例介绍：患者男性，81岁，主因"消瘦、纳差2月余"就诊。常规腹部超声检查发现胃体部壁不均匀增厚，较厚处约1.6cm，壁结构紊乱，胃腔形态不规则，变窄。

※ 超声显示：胃体部壁不均匀增厚，癌可能（图2-3-1~图2-3-3）。

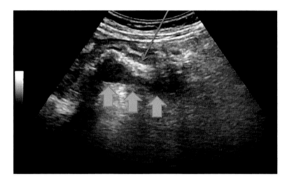

图2-3-1 长轴显示胃形态异常

胃体部胃壁不均匀增厚（黄色箭头），胃腔不规则（紫色箭头）

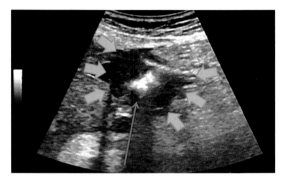

图2-3-2 短轴显示胃体部异常

胃壁不均匀增厚（黄色箭头），回声减低，五层壁结构消失，胃腔狭窄、不规则（紫色箭头）

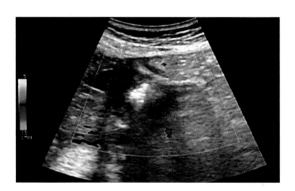

图2-3-3 CDFI显示增厚的胃壁内未探及明显血流信号

临床行胃镜检查，在胃镜引导下取活检，送病理科。

※ 病理诊断：（胃体）腺癌。

※ 病例讨论：胃癌的发生与环境、遗传、幽门螺旋杆菌感染有关，此外相关的因素还有胃息肉、溃疡等。多数患者罹患胃癌的年龄>50岁。大多数胃癌伴有胃酸分泌过低，而且往往先于癌肿发现前几年即已表现出来，这是由于亚硝酸盐在高pH下更易生成。胃

癌的易发部位分别为：前壁、后壁、小弯、大弯（图 2-3-4）。大多数胃癌为单发，6% 为多发。胃癌旁尚未被癌肿侵犯的黏膜往往增厚，导致内镜活检不易取到胃癌标本，产生假阴性，增厚的黏膜是胃癌分泌的内皮生长因子刺激所致。

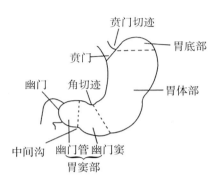

图 2-3-4　胃部解剖示意图

引自《Grant 解剖学图谱》

胃癌的形态学表现各异，有向胃腔内生长的蕈伞型，也有向胃壁深部浸润性生长的溃疡型、弥漫型。根据形态学上的特点，学者 Borrmann 在 1926 年将胃癌分成四型：Ⅰ型肿块型、Ⅱ型局限溃疡型、Ⅲ型浸润溃疡型、Ⅳ型弥漫型（图 2-3-5）。

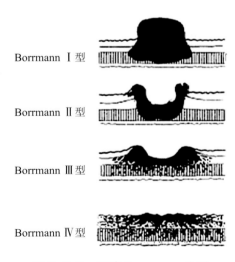

图 2-3-5　胃癌 Borrmann 分型

几乎所有胃癌均源自胃小凹（即胃腺开口处）的生发细胞（包括干细胞、基底细胞）的恶变，极少数起源于异位胰腺或内衬上皮的黏膜下囊肿。在显微镜下几乎所有的胃癌均为腺癌，由以下四种细胞中的一种或多种组成：①胃小凹细胞；②黏液胃蛋白酶细胞；

③肠柱状细胞；④杯状细胞。

Lauren 在 1965 年根据胃癌的组织学和生物学特点，将胃腺癌分为肠型（53%）和弥漫型（33%），其余的或是混合型，或无法分型。

（1）肠型胃癌，起源于肠化生的胃黏膜，一般具有明显的腺管结构，类似于肠癌，多见于老年男性患者，病程较长，发病率较高，且预后较好。

（2）弥漫型胃癌，又称印戒细胞（腺）癌，起源于胃固有黏膜，一般不形成腺管，弥漫性生长，典型表现为皮革胃，是一种在年轻人群中发病率非常高的胃癌，多见于女性患者，易发生淋巴结转移和远处转移，预后较差。弥漫性腺癌通常始于幽门前区，当胃壁增厚和僵硬加重时容易发生幽门梗阻。

弥漫型胃癌的超声表现：胃形态异常，胃壁正常五层壁结构消失，呈不均匀增厚，回声减低，蠕动僵硬而迟缓，可出现异常蠕动或不蠕动，胃腔狭窄、不规则，甚至呈"一线天"表现。

良性胃溃疡与溃疡型胃癌的鉴别见表 2-3-1。

表 2-3-1 良性胃溃疡与溃疡型胃癌的鉴别

鉴别点	良性胃溃疡	溃疡型胃癌
溃疡形状	陷坑状	火山口状
溃疡特点	腔外型、规则	腔内型、不规则
溃疡口	光滑、口底一致	口小、底大
溃疡底部	回声强、平滑	回声低、不平整
周缘形态	城墙状、匀称	堤坡状、不匀称
周缘壁厚	一般 < 15mm	多数 > 15mm
隆起壁回声	较强、均质	较低、不均质
黏膜纠集征	有	无
桥征	有	无
蠕动跳跃	一般没有	均有
周围浸润	少	多见
远处转移	无	有

胃癌与异型增生的关系：大多数胃癌合并异型增生，并常发生在异型增生之后。亚洲、欧洲的发病率高于美国。异型增生分为低级别和高级别，低级别风险小，高级别则风险大，相当于原位癌，需行手术切除。

第四节 病例：胃里的"间歇泉"

超声是检查胃肠的利器，不仅得益于其优越的穿透性，可以近距离观察胃壁的全层，更得益于其动态显像的特性，使得很多与消化道蠕动有关的疾病诊断变得更为直观、简便。

※ 病例介绍：患者女性，80岁，主因"反酸、纳差、胃部不适多年，近期加重"就诊，行胃超声造影检查。

※ 超声显示：患者平卧位，左肋下斜切面，探头"趴"在患者左上腹，指向患者左肩，此时远场漏斗样的结构为食管下端—贲门，仔细观察可见胃内的助显剂在缓慢的向食管注入，如"沙漏"一般（图 2-4-1A）。胃内的助显剂不断注入食管，食管下段内径不断增宽，较宽时 1.5 ~ 1.8cm。当充盈至一定程度时，食管挛缩，将逆流入其内的助显剂喷射入胃腔内，在声像图上，如泉水般涌出（图 2-4-1B）。短时间内又一次"泉涌"，喷射入胃腔内的助显剂向四周翻滚，形成涡流（图 2-4-1C）。

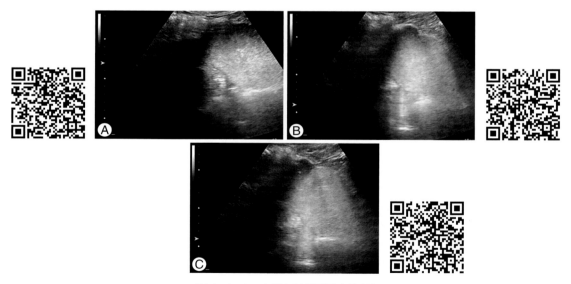

图 2-4-1 左肋下斜切面声像图

在大约20分钟检查时间内，类似征象反复出现十余次，最频繁时，不到5分钟，即出现 3 ~ 4 次。参考 X 线钡餐造影胃 - 食管反流诊断标准：钡剂反流入食管，持续时间 > 1 分钟；5 分钟内反流次数 > 3 次；钡剂反流后，连续两次吞咽动作，仍未能廓清者，可诊断胃 - 食管反流。

※ 超声诊断：胃—食管反流（GERD）。

临床医师根据患者的临床表现及超声诊断，给予患者抑酸等治疗，患者症状好转。

※ 相关知识：胃食管反流是胃、十二指肠内容物反流入食管所导致的一类疾病，其包括三种类型：①反流性食管炎（RE）；②非糜烂性反流病（NERD）；③ Barrett 食管（BE）。

导致胃内容物反流入食管的原因：

（1）食管下端—贲门的环形括约肌（LES）是防止反流的最重要的屏障。静息状态下，LES 也保持一定张力，使得食管下端关闭。当食物进入食管时，LES 会暂时舒张，而使食物进入胃腔内。各种导致 LES 在静息状态下张力下降的因素，如长期高脂饮食、饮茶、服用某些激素类药物等，均会为 GERD 创造条件，使反流有机可乘。

（2）食管蠕动是防止反流的第二道屏障，正常的蠕动波可将食物推入胃腔，也可以将反入食管的胃内容物送回胃腔。当食管蠕动功能减弱或异常时，反入食管的胃内容物可以肆无忌惮地上行，加重 GERD 的程度。

（3）食管、胃解剖结构异常也是导致 GERD 的原因之一。如食管裂孔疝，胃上移至胸腔，以致增高的腹压不能很好地传导至 LES，使其反射性的收缩，导致 GERD 出现。

（4）食管胃角（His 角，食管左侧壁与胃底间的夹角）、腹段食管长度均是衡量机体抗反流能力的指标：①当 His 角增大，特别是 > 90° 时，GERD 发生的机会增加；②当腹段食管长度缩短，特别是 < 2.5cm 时，GERD 发生的机会增加（图 2-4-2）。

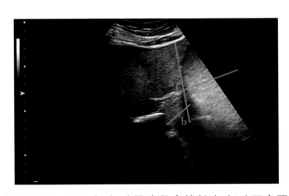

图 2-4-2 His 角（a）及腹段食管长度（b）示意图

GERD 的临床表现较有特点，典型症状有反酸、嗳气、呃逆、烧心等。此外，GERD 也会有不典型症状，如呼吸道症状，咳嗽、咯痰、哮喘等，有时还会模仿心血管症状，如心前区绞痛等，经常给临床医师出难题。

所以，超声医师要抓紧 GERD 的小尾巴，观察其"沙漏样"反流及"泉涌"般喷射，结合患者的临床表现，及时准确地诊断，为临床排忧解难，也为自己树立信心。

第五节 病例：胃肠超声——"破晓之笛"

※ 病例介绍：患者男性，71岁，主因"近1个月肛门出血"就诊，自述为鲜血，无明显疼痛等不适。中医科医师建议行结肠超声检查，遂来超声科。患者经1日胃肠准备后，于检查当日经肛管灌入1500ml胃肠显影剂。

※ 超声显示：检查时发现，灌入的胃肠显影剂并未像预期那样快速地逆行充盈各段结肠，而是在充盈完直肠上段及部分乙状结肠后，明显减速，充盈时间延长，充盈程度也随之下降（图2-5-1）。

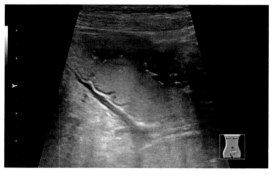

图2-5-1　长轴显示乙状结肠病变处，管壁僵硬增厚，黏膜面凹陷，表面强回声附着

乙状结肠内的胃肠显影剂充盈缺损，相邻管壁僵硬，不规则增厚，较厚处约1.5cm，长为4~5cm，层次紊乱，回声减低，黏膜面凹凸不平、破溃，呈"火山口"样改变，表面强回声附着。相比之下，浆膜面尚有一定连续性（图2-5-2，图2-5-3）。

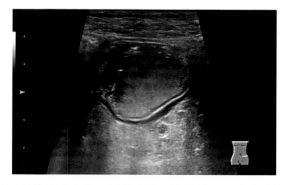

图2-5-2　短轴显示乙状结肠病变处，局部管腔充盈缺损，病变破溃处呈"火山口"样改变

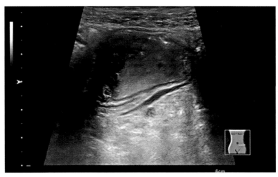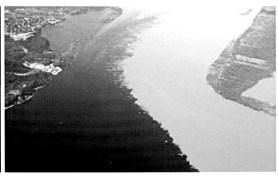

图 2-5-3　病变短轴显示良与恶，看似"泾渭分明"

　　CDFI 显示增厚的管壁内血流丰富，可见多支走行不规则的滋养血管，可探及动脉频谱，PSV：20cm/s，阻力指数：0.82（图 2-5-4）。除了结肠自身的改变外，在相邻肠系膜还可探及 2~3 个类圆形、门样结构消失的异常淋巴结（图 2-5-5）。

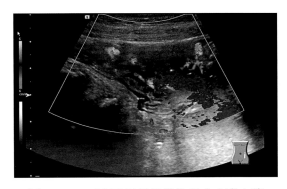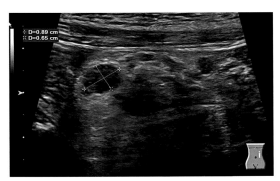

图 2-5-4　CDFI 显示乙状结肠内丰富血清　　　　图 2-5-5　相邻肠系膜旁边异常淋巴结
　　　　　　PSV：20cm/s，RI：0.82

※ 超声诊断：

（1）乙状结肠壁局部增厚伴管腔狭窄，考虑癌可能。

（2）乙状结肠周边异常淋巴结，建议行肠镜取活检。

　　在临床妥善安排下，患者完成肠镜检查，并送病理活检。结肠镜所见：在距肛门缘约20cm 处发现广基底的菜花型肿块，突入肠腔，直径约 4cm，表面呈结节样增生，伴有散在糜烂，质韧，易出血，取活检 6 块送病理（图 2-5-6）。

※ 病理结果：（乙状结肠）腺癌。

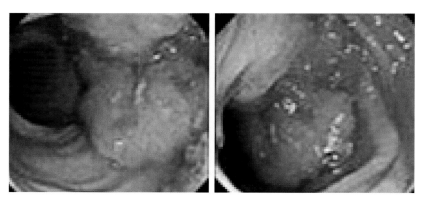

图 2-5-6　结肠镜下病变示意图

<h2>第六节　揭秘：左下腹剧痛的小伙子，是什么困扰着他?</h2>

※ 病例介绍：患者男性，30岁，主因"左下腹疼痛1天"就诊，逐渐加重。体格检查：左下腹肤色无明显改变，局部加压时，疼痛明显，腹肌略紧张。临床怀疑泌尿系结石或早期阑尾炎，行超声检查。

※ 超声显示：泌尿系统及阑尾区未及异常回声。而进一步于患者左下腹疼痛处探查，发现一高回声结构，范围约 6.6cm×3.5cm×3.0cm，似呈"白帘"般悬于腹腔的前方，位于诸多肠管的浅方，边界欠清晰，回声尚均匀，周边见少量渗出的不规则液性区。同时，发现其深方的肠管，包括降结肠、乙状结肠等，肠壁有水肿增厚，回声增强的表现（图2-6-1，图 2-6-2）。CDFI 显示高回声结构内部未探及明显血流信号，周边见少量血流信号（图 2-6-3）。

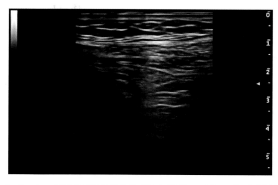

图 2-6-1　纵切面显示该高回声结构，悬于腹壁最前方

探头由腹中线向外平移，再返回腹中线

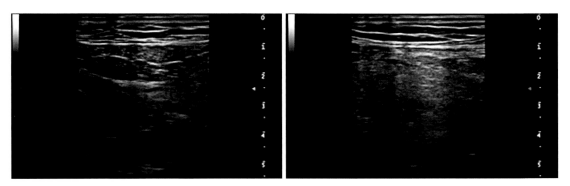

图 2-6-2　纵切面显示高回声结构上方是正常的肠管结构，之间无截然分界

探头向头侧移动

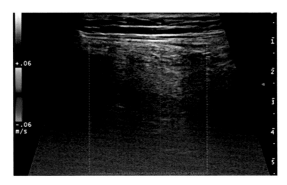

图 2-6-3　CDFI 显示高回声结构周边少量血流信号

※ 超声诊断：

（1）左下腹局部肠管管壁增厚，考虑炎症。

（2）左下腹高回声，怀疑网膜炎。

随后，临床给予患者血常规及腹部 CT+ 重建两项检查，腹部 CT 显示降结肠、十二指肠的肠壁增厚，伴肠系膜增厚、肿胀，考虑炎症（图 2-6-4，图 2-6-5）。患者血常规检查见表 2-6-1。

表 2-6-1　该患者血常规检查

检查项目	数值	单位	正常值	结果
* 白细胞（WBC）	9.26	$\times 10^9$/L	3.5 ~ 9.5	正常
* 红细胞（RBC）	5.50	$\times 10^9$/L	4.3 ~ 5.8	正常
* 血红蛋白（HGB）	171	g/L	130 ~ 175	正常
* 红细胞压积（HCT）	50.6	%	40 ~ 50	偏高
* 平均红细胞体积（MCV）	92.1	fl	82 ~ 100	正常

（续表）

检查项目	数值	单位	正常值	结果
* 平均红细胞血红蛋白（MCH）	31.0	pg	27 ~ 34	正常
* 平均红细胞血红蛋白浓度（MCHC）	337	g/L	316 ~ 354	正常
* 血小板（PLT）	265	×10⁹/L	125 ~ 350	正常
血小板分布宽度（PDW）	15.7	%	15 ~ 17	正常
平均血小板体积（MPV）	7.5	fl	9 ~ 17	偏低
单核细胞数（MONO）	0.45	×10⁹/L	0.1 ~ 0.6	正常
单核细胞比例（NONO）	4.9	%	3 ~ 10	正常
淋巴细胞数（LYMPH）	2.11	×10⁹/L	1.1 ~ 3.2	正常
淋巴细胞比例（LYMPH）	22.8	%	20 ~ 50	正常
中性粒细胞数（NEUT）	6.63	×10⁹/L	1.8 ~ 6.3	偏高
中性粒细胞比例（NEUT）	71.6	%	40 ~ 75	正常
红细胞分布宽度 -SD（RDW）	41.1	fl	37 ~ 51	正常
红细胞分布宽度 -CV（RDW-CV）	12.8	%	11.9 ~ 14.5	正常
大血小板比例（P-LCR）	10.3	%	13 ~ 43	偏低
血小板压积（PCT）	0.199	%	0.1 ~ 0.3	正常
嗜酸细胞数（EOS）	1.05	×10⁹/L	0.02 ~ 0.52	正常
嗜酸细胞比例（EOS）	0.5	%	0.4 ~ 8	正常
嗜碱细胞数（DASO）	0.02	×10⁹/L		正常
嗜碱细胞比例（BASO）	0.2	×10⁹/L		正常
C- 反应蛋白（CRP）	15.98	mg/L	0 ~ 10	偏高

血常规显示 CRP 略增高，WBC 和 NEVT 在正常范围。血常规仅 CRP 略增高，无急性炎症的确凿证据，不除外其他原因造成的结肠炎症，或炎症极早期。

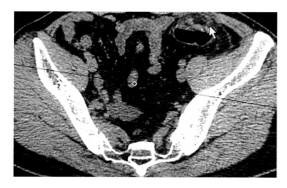

图 2-6-4　腹部 CT

降结肠、十二指肠肠壁增厚，伴肠系膜增厚、肿胀，考虑炎症（箭头）

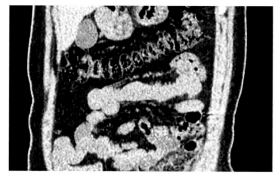

图 2-6-5　腹部 CT 冠状面重建

左下腹炎症区，炎症还累及左侧腹股沟管（箭头）

※ 最终诊断：结肠炎，伴肠系膜炎。

※ 相关知识：与大网膜炎的区别。大网膜是胃大弯与横结肠间腹膜的延续，覆盖于

胃前、后壁的腹膜下行，形成大网膜的前两层；随后，于脐水平稍下方向后上折返，形成大网膜的后两层，整体形似围裙；最终上行至横结肠，延续为包裹横结肠的腹膜（图2-6-6）。

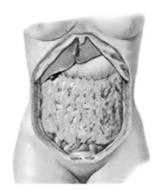

图 2-6-6　大网膜解剖示意图

引自《奈特人体解剖学彩色图谱》

由此可见，左下腹仅部分为大网膜覆盖，本例患者左下腹所见高回声结构，位于降结肠远端及乙状结肠区，位置较低，实为增厚、肿胀的肠系膜。

第七节　病例：大网膜扭转

※ 病例介绍：患者男性，33 岁，主因"暴饮暴食后 2 小时出现弥漫性的腹痛，进行性加重并逐渐局限于右下腹"就诊，血常规显示白细胞计数轻度升高（12.73×10^9/L）。

※ 超声显示：升结肠前方椭圆形中高回声脂肪样病变，边界清晰，内部回声稍欠均匀（图 2-7-1）。

※ 增强 CT 显示：超声所示脂肪样病变位于升结肠前方的大网膜区域，该处局部密度增高，周边可见渗出带（图 2-7-2）。

根据影像学检查结果分析，最可能的诊断是大网膜扭转。外科对患者进行剖腹探查，发现大网膜扭转并局部梗死，随后行大网膜切除术。

※ 病例讨论：大网膜扭转是一种罕见的临床急症，可导致急性腹痛，各年龄段都可以发生。患者主诉多为右下腹痛，通常是突然发作，无放射痛。较少出现厌食、恶心、呕吐或腹泻症状。

大网膜扭转可分为原发性和继发性两类。原发性大网膜扭转与先天性发育异常有关，如大网膜结构异常、网膜静脉迂曲冗长。原发性大网膜扭转的诱因多为创伤、肥胖、咳

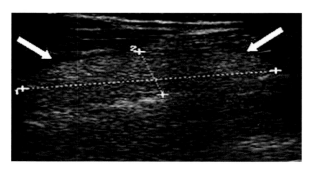

图 2-7-1 脐右侧升结肠

升结肠前方椭圆形中高回声脂肪样病变，大小约 5cm×4cm×2cm（箭头）

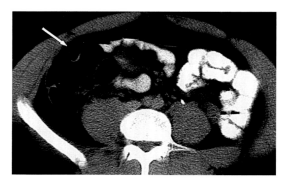

图 2-7-2 腹部增强 CT

脂肪样病变位于大网膜区域（箭头），该处局部密度增高，周边可见条带状渗出

嗽、打喷嚏、用力过猛或突然改变姿势。继发性大网膜扭转是大网膜扭转的常见类型，其诱发因素多为手术、创伤、炎症、囊肿、肿瘤或疝。由于大网膜扭转的临床症状缺乏特异性，导致其术前诊断困难，往往容易误认为是急腹症中的其他疾病，特别是急性阑尾炎和胆囊炎。

　　近些年，随着 CT 的发展，大网膜扭转的术前诊断率逐年提高。大网膜扭转的 CT 表现为位于腹壁和右半结肠之间的高密度脂肪样病变，呈特征性的螺旋样、涡旋样或呈细长的条纹样结构。此外，增强 CT 可发现脂肪样病变的中心血管结构，这也是一个诊断大网膜扭转的重要征象。

　　超声的非侵入、无辐射、方便快捷的特性，在大网膜扭转的诊断中有着很大的优势。在腹部超声检查中，扭曲的大网膜表现为腹壁和结肠之间的卵圆形或扁圆形高回声团块，边界清晰。该病变往往位于体格检查时的最大压痛点或可触及的包块处。亦有学者提出典型的大网膜扭转的超声表现为卵圆形中等回声病变，体积不可压缩，与腹膜相粘连。如高回声病变内未探及血流信号，应高度怀疑存在大网膜梗死的可能。

第八节　偶发"反折"的梅克尔憩室

梅克尔憩室（meckel diverticulum），又称回肠远端憩室（diverticulum of distal ileum），是消化道最常见的先天性畸形之一。

梅克尔憩室最早于 16 世纪由 Fabricius Hildanus 首次提出，而经过 Johann Friedrich Meckel 经过潜心研究，于 1908 年向世人阐明了该病的胚胎学起源，并最终以 Meckel 命名（图 2-8-1）。

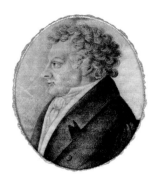

图 2-8-1　德国解剖学家 Johann Friedrich Meckel

胚胎发育早期，原始中肠与卵黄囊之间是存在管道交通的，称为卵黄管。卵黄管在胚胎正常发育过程中，会逐渐褪去至完全消失，而如果未正常褪去，则会形成以下六种畸形（图 2-8-2）。

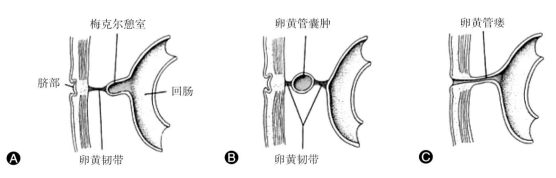

图 2-8-2　胚胎发育的三种畸形

引自《Grant 解剖学图谱》。A. 梅克尔憩室；B. 卵黄管囊肿；C. 卵黄管瘘

（1）卵黄管瘘：形成脐肠瘘，"两端通"。

（2）脐窦：形成连接脐部的盲管，"脐端通"。

（3）脐茸：在脐部形成小残迹。

（4）卵黄管囊肿：卵黄管两端褪去，而残留中间管腔，形成黏液囊肿。

（5）梅克尔憩室：形成连接回肠的盲管，又称回肠远端憩室，"肠端通"。

（6）卵黄韧带：卵黄管几近褪去，仅残留纤维条索状结构，又称脐肠系带。

梅克尔憩室是一种真性憩室，即憩室壁具有完整的黏膜层、黏膜下层，以及固有肌层。此外，还有自己独立的血供，来源于肠系膜上动脉。而相对应，假性憩室壁则缺乏固有肌层。50% 的梅克尔憩室内含异位的胃黏膜或胰腺腺体组织（图 2-8-3）。

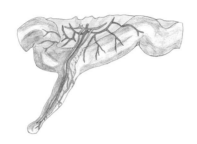

图 2-8-3　梅克尔憩室解剖示意图

引自《Grant 解剖学图谱》

梅克尔憩室的特点：

（1）发病率约 2%。

（2）发病年龄在 2 岁左右。

（3）男女比为 2：1。

（4）多含 2 种异位组织：胃黏膜和胰腺腺体组织。

（5）多位于距回盲瓣 2 英尺以内的回肠远端（60～100cm，1 英尺约 30.5cm）。

（6）憩室长度约为 2 英寸（3～6cm，1 英寸约 2.5cm）。

一例比较特殊的梅克尔憩室，其憩室并非凸向回肠腔外，而是反向折入回肠腔内，在声像图上短轴类似肠套叠的"同心圆征"，区别在于该例梅克尔憩室的"同心圆"仅在探头加压时才表现出来，放松时则与相邻的回肠壁相类似（图 2-8-4）。术后大体标本显示反折的梅克尔憩室形似肚脐，位于回肠系膜对侧（图 2-8-5）。

显微镜下可见梅克尔憩室为真性憩室，圆点显示完整的固有肌层。此外，星号提示憩室的尖部存在轻微的缺血表现，可能是憩室反折影响供血所致（图 2-8-6）。

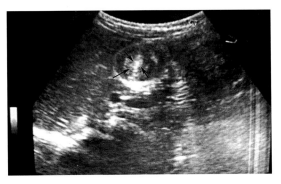

图 2-8-4 矢状面显示反折入回肠腔内的梅克尔憩室，短轴亦表现出"同心圆"，中心呈高回声（箭头）

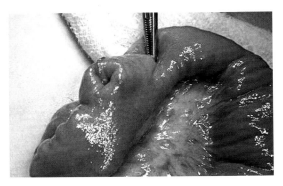

图 2-8-5 术后的梅克尔憩室

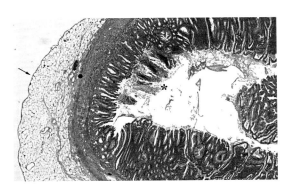

图 2-8-6 显微镜下的梅克尔憩室

浆膜脂肪组织（箭头），HE 染色，×40

第九节 文献：克罗恩病的肠壁增厚超声的意义与价值

肠壁增厚是克罗恩病最常见的超声表现之一，是初步发现的基础，可作为该病复发的检测，以及确定病变的范围。在一项研究超声检测克罗恩病准确率的荟萃分析中，Fraquelli 等人显示超声的灵敏度和特异性分别为 88% 和 93% 时，当以肠壁厚度 > 3mm 作为阈值；当灵敏度和特异性分别为 75% 和 97% 时，当以肠壁厚度 > 4mm 作为阈值。

在另一项比较不同方法诊断炎性肠病（包括克罗恩病和慢性非特异性溃疡性结肠炎）的灵敏度的荟萃分析中，超声、MRI、核素和 CT 的灵敏度无显著差异，分别为 89.7%、93.0%、87.8% 和 84.3%。

克罗恩病的肠壁增厚常见为同心性肠壁增厚（非偏心性），而且表现显著。该病肠壁回声多种多样，决定于炎症浸润和病灶纤维化的程度。肠管各层保留完整是克罗恩病肠壁的典型表现（图 2-9-1）。

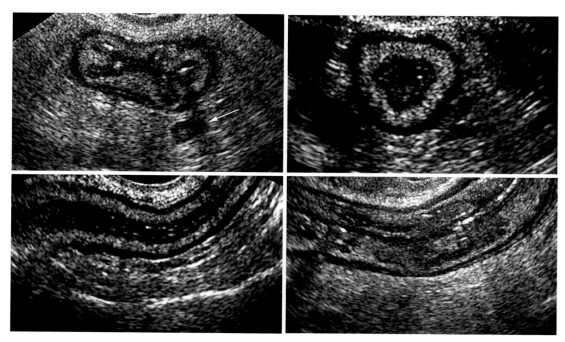

图 2-9-1　克罗恩病肠壁表现为同心性增厚

　　"靶环征"或"假肾征"常出现在克罗恩病急性发作或长期存在的纤维化中，提示肠壁进行性损失（图 2-9-2，图 2-9-3）。当该病长期存在并慢性消耗时，可表现为肠壁轻度增厚，黏膜下层脂肪沉积，超声显示该层肠壁回声增强（图 2-9-4）。克罗恩病活跃期侵及的肠管典型表现为僵硬而固定，肠蠕动减弱或消失。克罗恩病的病灶呈跳跃式或节段性分布，每段病灶长度从数毫米到几厘米不等（图 2-9-5）。

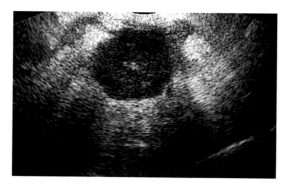

图 2-9-2　克罗恩病的"靶环征"

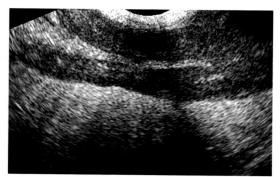

图 2-9-3　克罗恩病的"假肾征"

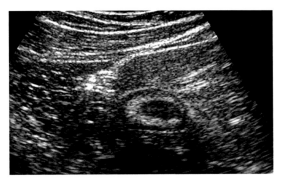

图 2-9-4　黏膜下层肠壁回声增强

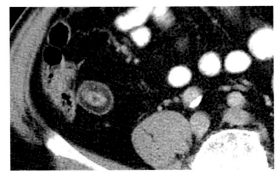

图 2-9-5　克罗恩病的病灶 CT

第十节　病例：腹型过敏性紫癜

※ 病例介绍：患儿男，5 岁，主因"腹痛就诊，伴有呕吐，有血丝"就诊。体格检查：患儿体表见轻微出血点（图 2-10-1）。超声所见：右上腹胆囊旁局部肠管（十二指肠降部及水平部）走行异常，肠壁增厚，较厚处约 0.8cm，内见少量血流信号（图 2-10-2，图 2-10-3）。

※ 超声显示：右上腹局部肠管走行异常并肠壁增厚，怀疑腹型紫癜可能（建议进一步检查）。随访得知患者于首都儿科研究所附属儿童医院住院，确诊为过敏性紫癜（Henoch–Schönlein Purpura），经治疗好转后出院。

※ 病例讨论：过敏性紫癜，又称许亨血管炎，是一种常见的微血管变态反应性全身性血管疾病，属于过敏性血管炎，表现为血小板不减少性紫癜。其中，以消化系统不适为首发症状的过敏性紫癜又称为腹型过敏性紫癜。

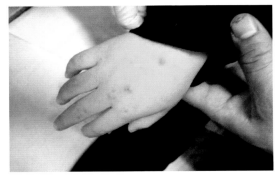

图 2-10-1　患儿手背多处出血点

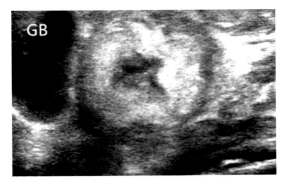

图 2-10-2　右上腹胆囊旁肠管声像图

肠管横切面呈"面包圈征"，GB：胆囊

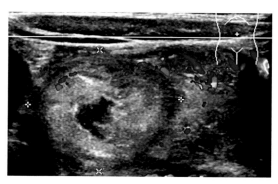

图 2-10-3　CDFI 显示增厚的肠管壁内有少量血流信号

　　※ 流行病学：过敏性紫癜多见于学龄期儿童，成人少见，男性发病率略高于女性，发病率约为 1∶10000。

　　※ 病理表现：过敏性紫癜导致受累器官产生广泛性小血管炎，其主要累及毛细血管和微小动静脉，直径 < 0.1mm。病理表现为血管周围中性粒细胞、嗜酸性粒细胞、淋巴细胞浸润，引起浆液性渗出，血管内皮细胞肿胀，可伴有微血栓形成。血管通透性增加致使皮下组织、黏膜、内脏发生渗出性水肿及出血。腹型过敏性紫癜累及肠管，可伴有出血、穿孔，过敏性紫癜累及皮肤毛细血管呈白细胞破损性血管炎表现（图 2-10-4）。

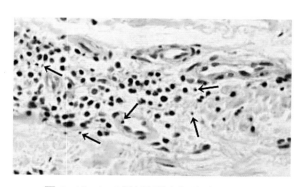

图 2-10-4　过敏性紫癜细胞病理图
破损白细胞的细胞核碎片（箭头），该图片非本例，HE 染色，×40

　　※ 临床表现：

　　（1）消化系统：腹型过敏性紫癜可引起肠壁水肿、出血，甚至坏死及穿孔，主要累及左侧腹腔及盆腔的肠管。患儿主要表现为腹痛及血便，其中腹痛常剧烈而患儿难以忍受，甚至伴有反跳痛及腹肌紧张，情形类似阑尾炎、腹膜炎等急腹症，影响临床医师的准确判断，特别是当患儿腹部症状更先于皮肤症状出现时。

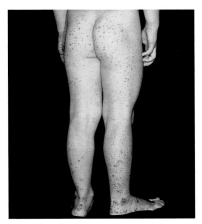

图 2-10-5　过敏性紫癜患儿全身皮肤广泛的出血点

该图片非本例

（2）皮肤：大多数过敏性紫癜首先出现全身皮肤广泛的出血点（图 2-10-5）。此外，于患儿手背及足背处还可出现血管神经性水肿。

（3）关节：患儿关节腔内可有浆液性渗出，引起关节肿胀疼痛，可于数日内消失，一般自限性，无后遗症。

（4）肾：过敏性紫癜肾炎是小儿时期最常见的继发性肾小球疾病，主要表现为血尿和蛋白尿，多于患儿出现皮肤症状后 1 个月内出现。

（5）另外，有文献报道，过敏性紫癜可累及双侧阴囊，引起阴囊肿胀及睾丸炎。

※ 超声表现：腹型过敏性紫癜在超声上主要表现为：累及肠管管壁全层增厚，直径为 6～7mm，更有甚者可达 10mm，增厚的肠壁以中等回声为著，回声欠均匀，横切面呈"面包圈征"，肠壁五层壁结构尚清晰可辨，纵切断面黏膜呈"花瓣征"，可累及一段或数段肠管，累及肠管多位于左侧腹腔及盆腔，其中左上腹累及肠管容易被忽略，需仔细辨别。此外，十二指肠降部及水平部管壁增厚亦多见，而右下腹回盲部及末段回肠则较少见。增厚的肠管周边可伴有系膜增厚，回声增强，另外可发现系膜淋巴结肿大。如继发肠套叠时，可见"同心圆征"及"套袖征"。

※ 鉴别诊断：当检查发现局部肠管管壁增厚时，应注意观察患儿身上暴露部位，如头颈部、手背、足背有无出血点，有助于我们诊断腹型过敏性紫癜。要留意部分病例腹部症状可先于皮肤症状出现，而表现为剧烈的腹痛，合并血便，此时应注意与克罗恩病相鉴别，单从声像图上看两者相似，但好发部位不同，腹型过敏性紫癜主要累及左侧腹腔及盆腔的肠管，而克罗恩病好发于右下腹，以末段回肠及右半结肠多见，此外，克罗恩病的发病率远低于腹型过敏性紫癜，因此，临床上过敏性紫癜更为多见。

第十一节 肠道蛔虫症——贫困的勒颈绳

蛔虫是滋生于贫穷和落后之上的吸血鬼，榨干旧中国穷苦老百姓仅有的一点油脂，吝啬的留下仅够人喘息的半点气力。《三毛流浪记》里三毛骨瘦如柴的形象，可能不仅是食不果腹所致，还有可能拜蛔虫所赐（图2-11-1）。

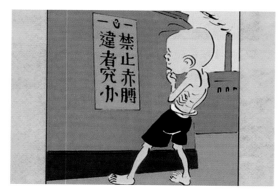

图 2-11-1 骨瘦如柴的三毛

引自漫画《三毛流浪记》

没有良好的医疗条件，几乎所有旧社会的孩童都会感染蛔虫。在那时，蛔虫病发作，往往是致命的，无论是其引发的肠梗阻、胆道梗阻、肝脓肿、胰腺炎，还是消化道穿孔，都令人束手无策，只能听天由命。

※ 病例介绍：患者男性，26岁，来自卢旺达，昏迷数小时急诊入院，急查血糖33.3mmol/L，尿酮体（－），考虑糖尿病高渗昏迷，给予胰岛素及生命支持，包括置入鼻胃管。由于糖尿病高渗昏迷多由感染等因素诱发，遂临床行头颅CT、胸部X片及腹部超声检查，以期寻找可能存在的感染灶。

头颅CT和胸部X片均无异常发现。而超声于小肠内探及大量卷曲的管状强回声，呈"四线征"，形似蜿蜒的高速公路，而且部分如蚯蚓般缓慢地蠕动（图2-11-2，图2-11-3），考虑为肠蛔虫（成年蛔虫多寄于小肠，最喜空肠，嗜好钻孔）。

护士在鼻胃管中吸出的一条长约30cm的黄白色尖尾雌性小虫，更印证了这一点（图2-11-4，图2-11-5）。

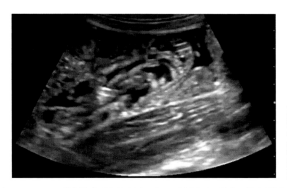

图 2-11-2　扩张小肠中的蛔虫，长轴表现为"四线征"

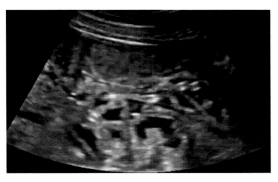

图 2-11-3　缓慢蠕动的蛔虫群，形似交织蜿蜒的高速公路

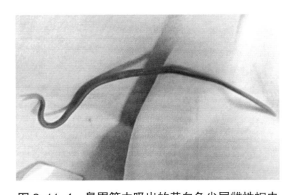
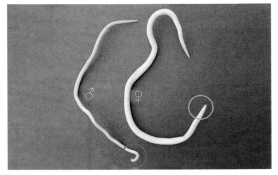

图 2-11-4　鼻胃管中吸出的黄白色尖尾雌性蛔虫　　　　　图 2-11-5　蛔虫示意图

　　得到超声、护士提供的有力证据后，急诊医师对患者的病情有了更深层次的了解：患者罹患有Ⅱ型糖尿病，因症状轻微或无症状，又因家境贫困未曾检查，以致一直未曾发现，而寄生的肠蛔虫引发或诱发的感染，致使患者血糖波动，最终导致其血糖急剧升高，突发高渗昏迷。

第十二节 揭秘：这枚结节 "家在何方" ？

※ **病例介绍**：患者男性，68岁，主因 "胃部不适" 就诊，遂行超声检查：门静脉前方紧邻处可见一类圆形低回声，大小约 1.5cm×1.2cm，边界清晰，内部回声均匀（图 2-12-1A），该低回声与胃后壁若即若离（图 2-12-1B）。

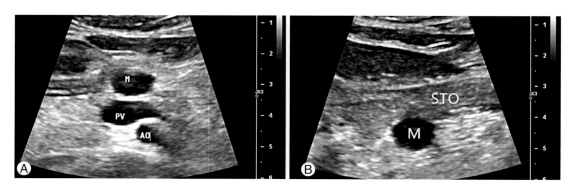

图 2-12-1 患者腹部超声

PV：门静脉，M：低回声，STO：胃。A.门静脉前方见一类圆形低回声；B.该低回声与胃后壁关系

这枚结节到底是 "谁家" 的？

为帮 "迷失的孩子" 找到 "回家的路"，超声显影剂 "主动请缨"：在显影剂的帮助下，低回声结节与胃壁的关系明确了，来自胃小弯近胃角处胃壁的固有肌层，故考虑可能为胃间质瘤（图 2-12-2）。

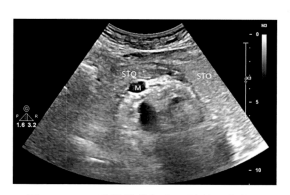

图 2-12-2 这枚结节超声显影剂下声像图

胃镜显示胃壁局部黏膜隆起，表面光滑（图 2-12-3）。超声胃镜进一步确认这枚结节是胃壁家的"孩子"，突向浆膜侧（图 2-12-4）。

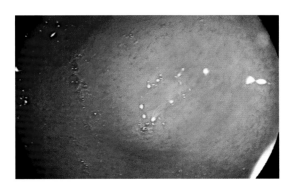

图 2-12-3 胃镜下胃壁示意图

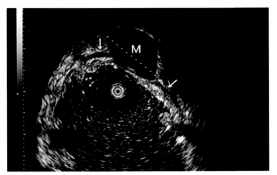

图 2-12-4 超声胃镜声像图

结节（M）与其旁胃壁固有肌层关系紧密（箭头）

最后，病理明确这枚结节确实为胃壁家的胃间质瘤，还好这"孩子"没有在外面"迷失"太久，还是一枚"品格兼优"的结节。

胃间质瘤很"年轻"，是一种"80后"肿瘤，最早由 Mazur 和 Clark 于 1983 年首先对其论述，但当时缺乏对其深入了解，而认为胃间质瘤等同于胃平滑肌瘤。这种观念直到 1998 年才由 Hirota 于 *Science* 上予以纠正，后者指出胃间质瘤来源于卡哈尔间质细胞（interstitial cell of cajal），是一种间质源性肿瘤，有着向平滑肌和神经分化的倾向。

胃间质瘤占所有消化道间质瘤的 60%，比排行老二的小肠间质瘤高出一倍（30%），其最常发生于胃体部，多起自胃壁固有肌层，少部分起自黏膜肌层。而与其"年轻"不相匹配的是，胃间质瘤好发于中老年，平均发病年龄 50~60 岁，男女比例相当。

胃间质瘤的临床表现往往无特异性，常见症状为消化道出血，其次为腹胀、食欲减退，而很多小的胃间质瘤（≤2cm）往往无临床症状，而偶然发现于体检。

良性胃间质瘤往往表现为胃壁肌层内单发的圆形或椭圆形低回声，直径≤5cm，边界清晰，内部回声均匀，无液化区，多数向胃腔内隆起，或位于壁间，少数可突向浆膜侧，而相邻胃黏膜、浆膜面光滑完整，CDFI 显示结节内血流信号较少。

良性胃间质瘤须与异位胰腺相鉴别：异位胰腺多起自黏膜下层，呈息肉样突起或局部碟状增厚，直径一般 < 2cm，内部结构同胰腺组织一般，充满细小囊状及管状结构。

需要注意的是，胃间质瘤是一种有着恶性倾向的肿瘤，良性胃间质瘤中 20%~30% 可能最终会表现出"恶意"，超声医师还需提高警惕。

胃间质瘤的以下征象需要警惕恶变（表 2-21-1）：

（1）直径 > 5cm，形态不规则。

（2）结节向胃腔外生长，或同时向胃腔内、外生长。

（3）内部回声不均匀，出现小片状无回声液性区。

（4）相邻胃黏膜连续性中断，甚至溃疡形成。

（5）相邻胃壁五层壁结构不清、消失。

（6）相邻胃腔受压变形，局部胃蠕动异常或受限。

（7）CDFI 显示内可见粗大滋养血管，走行不规整。

表 2-12-1　胃间质瘤的恶性潜能评估（2015 年 NCCN 指南）

肿瘤大小	核分裂象	生物学行为预测
≤ 2cm	≤ 5 核分裂 /50HPFs	转移或肿瘤相关死亡率：0
> 2cm ≤ 5cm	> 5 核分裂 /50HPFs	转移或肿瘤相关死亡率：16%
> 2cm ≤ 10cm	≤ 5 核分裂 /50HPFs	转移或肿瘤相关死亡率：< 4%
> 5cm ≤ 10cm	> 5 核分裂 /50HPFs	转移或肿瘤相关死亡率：55%
≤ 5cm	> 5 核分裂 /50HPFs	转移或肿瘤相关死亡率：12% ~ 15%
> 10cm	≤ 5 核分裂 /50HPFs	
> 10cm	> 5 核分裂 /50HPFs	转移或肿瘤相关死亡率：85%

注：HPFs：高倍镜视野。

　　恶性胃间质瘤的转归：①恶性胃间质瘤容易出现肝转移和腹膜种植转移，而较少出现周围淋巴结转移；②恶性胃间质瘤对化疗、放疗均不敏感，手术切除为首选处理方法。

第 三 章

泌尿生殖系统超声

第一节 肾的铠甲：纤维膜、脂肪囊、肾筋膜

保护肾的三层结构，由内到外：纤维膜、肾周脂肪囊、肾筋膜（图3-1-1~图3-1-3）。

纤维膜也称被膜，紧贴肾实质的一层致密结缔组织膜，质薄而坚韧，由致密结缔组织和少数弹力纤维构成，就如同肾的束身衣。当肾挫伤，仅出现被膜下出血时，由于纤维膜的包裹，出血较局限，若纤维膜破损，血肿进入肾周的脂肪囊内，则出血量较大。目前，临床对于被膜下出血的处理更多是密切的观察生命体征，而非过于积极的手术止血，为的是保持肾单位以及肾环境（三层结构）的完整性。

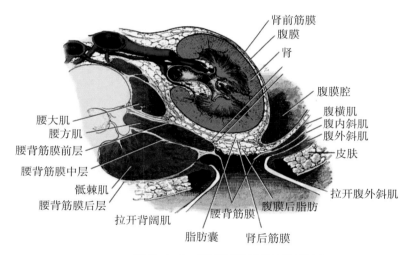

图 3-1-1　肾三层结构解剖示意图

引自《奈特人体解剖学彩色图谱》

脂肪囊又称为肾床，位于纤维膜的外面，为肾周围呈囊状的脂肪层，成人厚度可达2cm。脂肪囊对肾起到弹性垫样的保护作用。

肾筋膜是以罗马尼亚解剖学家 Dumitry Gerota（1867-1939年）命名的。位于脂肪囊的外面，由腹膜外组织发育而来。肾筋膜分前后两层，肾前筋膜和肾后筋膜，包绕肾和肾上腺。①向上、向外侧两层互相融合，并且与腹横筋膜相连接；②向下两层则互相分离，其间有输尿管通过；③向内侧，肾筋膜前层延至腹主动脉和下腔静脉的前面，与大血管周围的结缔组织及对侧肾筋膜前层相续连，后层与腰大肌筋膜相融合；④自肾筋膜深面还发出许多结缔组织小束，穿过脂肪囊连至纤维膜，对肾起固定作用；⑤由于肾筋膜下端相互分离，当下缘支撑不足时，如腹壁肌力下降、肾周脂肪减少等，肾的移动性增加，可形成

游走肾（图 3-1-2）。超声显示由于急性胰腺炎的炎性渗出而勾勒出的肾筋膜包裹的肾旁间隙（图 3-1-3）。

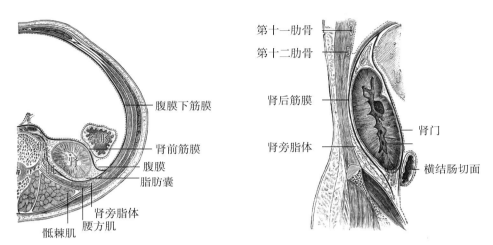

图 3-1-2　肾筋膜结构示意图

引自《Grant 解剖学图谱》

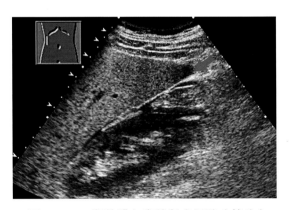

图 3-1-3　肾筋膜包裹的肾旁间隙（箭头）

第二节　肾实质内线样高回声，会是什么呢？

图 3-2-1 中箭头所示的线样高回声是什么呢？为肾连接部实质缺损（junctional parenchymal defect，JPD）。JPD 也可为三角形，尖朝向肾窦。注意 JPD 高回声，向外上方与肾周脂肪囊相延续，同时，向内下方与肾窦相延续。

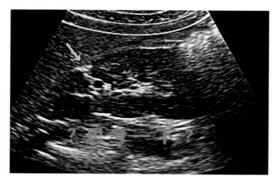

图 3-2-1 肾实质内线样高回声

在肾的正常发育过程中，两个亚肾部分融合（融合不完全），最终导致连接部的实质缺损，JPD 形成。JPD 多发生于右肾的中上 1/3 处，且多相对平行于肾主轴，而非垂直关系，故在矢状切面上更容易观察到 JPD 的全貌，而超声医师常检查肾的冠状切面，则不易发现 JPD（图 3-2-2，图 3-2-3）。

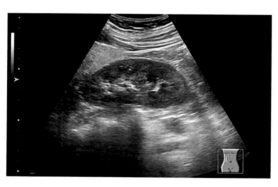

图 3-2-2 右肾冠状切面扫查，不容易发现 JPD

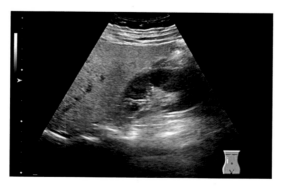

图 3-2-3 右肾矢状切面扫查，为线样高回声

JPD 是一种常见的肾正常变异。超声医师在日常检查中，需要与肾穿刺和手术后形成的瘢痕、高回声良恶性肿瘤（如错构瘤）、小肾癌等相鉴别。由于 JPD 发生的部位相对固定，且无占位效应，观察切面也较为特别，鉴别诊断还是相对容易的。

第三节 超声诊断肾缺如要谨慎肾先天性发育异常

※ 病例介绍：患者男性，38岁，腹部不适来院就诊。既往外院超声曾提示左肾缺如。超声所见右肾大小形态正常，被膜光整，内部结构未见明显异常，右输尿管未见明显扩张（图 3-3-1）。左肾区未探及正常肾结构，左输尿管扩张，较宽处约 1.8cm，扩张长度约 10.0cm，其近端似见大小约 3.9cm×1.8cm 的肾样结构，内部结构欠清（图 3-3-2）。

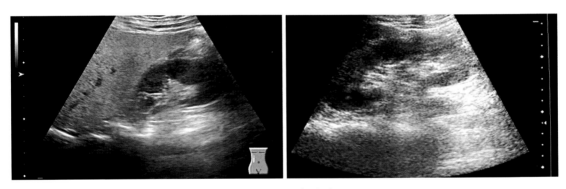

图 3-3-1 右肾声像图

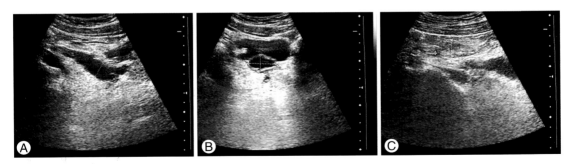

图 3-3-2 左肾、左输尿管、左髂总动脉声像图

A. 左中上段输尿管明显扩张，腔内透声尚可；B. 左输尿管膀胱壁段扩张；C. 左髂总动脉旁见大小约 3.9cm×1.8cm 的肾样结构，内部结构欠清

※ 超声诊断：

（1）左肾区未探及正常肾结构。

（2）左输尿管扩张，其近端异常回声，异位肾并先天发育不良可能。

建议做进一步增强 CT 或肾盂造影检查。

※ CT 重建证实：左髂总动脉旁见肾样结构，体积缩小，结构稍乱，与扩张的左输尿管相延续（图 3-3-3）。

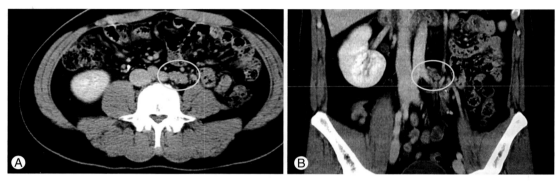

图 3-3-3　左肾 CT 和肾盂造影

黄色圈处显示异位肾。A. 异位肾位于左髂总动脉旁；B. 左髂总动脉旁（近腹主动脉分叉处）见肾样结构，体积缩小，结构稍乱

★孤立肾

孤立肾又称单肾，或称一侧肾缺如，由于肾不发育所致，（患侧无肾）。

※ 诊断标准：

（1）一侧肾区无肾图像，对侧肾完好，常代偿性增大。

（2）排除低位肾、异位肾等肾位置异常。

（3）排除肾萎缩。

★肾发育不全

※ 诊断标准：（患侧肾缩小）

（1）患侧肾外形尚属正常，体积明显缩小。

（2）肾内结构分布正常，肾实质变薄，肾窦回声变小，小肾结构清晰。

（3）对侧肾如健康肾，表现为体积增大，形态、结构正常。

※ 鉴别诊断：肾发育不全与后天性肾萎缩相鉴别：肾发育不全，体积缩小，形态与结构正常；后天性肾萎缩，多为弥漫性疾病损害所致，肾轮廓边缘不整齐，不清晰，实质回声增强，实质与肾窦分界欠清晰，有的病肾成一无结构的低回声团。

★异位肾

胎儿时期形成肾的肾胚芽位于盆腔之中，随着胎儿的生长，肾逐渐上升。此时如果供给肾的血管有位置上的变异，肾将随之有位置上的异常。如血管位置低，肾上升受限，甚至不能升出盆腔即盆腔肾。如血管位置过高或过长，肾位置也高或异位于对侧。

常见异位肾类型有：盆腔肾、胸腔肾、交叉异位肾，（患侧肾位于异常位置，图3-3-4）。

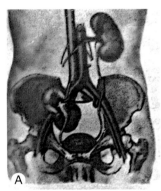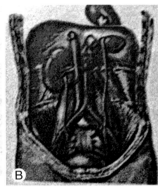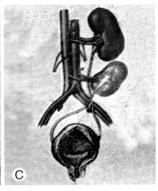

图 3-3-4　异位肾解剖示意图

引自《Grant 解剖学图谱》。A.右侧盆腔肾；B.左侧胸腔肾；C.跨越至对侧的异位肾

盆腔肾：最常见的异位肾，因上升障碍，常旋转也有障碍，使肾盂向前。肾较小，输尿管短，（与游走肾、肾下垂不同）。

胸腔肾：常合并膈疝，多见于左侧，男性多于女性。

交叉异位肾：一侧肾离开原肾窝，跨越中线异位于对侧。又分融合型、非融合型及两肾相互交叉型。两肾均在一侧，但其输尿管进入膀胱于三角区开口处仍正常。

※ 诊断标准：

（1）病侧肾窝探查不到肾。

（2）在非正常肾位置发现肾。

（3）肾的位置不能移动，不能回纳于肾窝。

※ 鉴别诊断：

（1）游走肾：可以还纳于肾窝。

（2）孤立肾：对侧只有一只健肾，并代偿性增大。

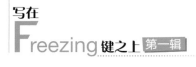
第四节 利用声影测结石更接近结石的实际大小

在日常的肾结石大小的测量中，超声往往高估结石的大小。通过在三种不同的超声模式下测量肾结石及其声影的宽度来研究提高肾结石测量精确度的方法（图 3-4-1~图 3-4-3）。

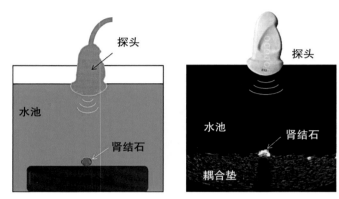

图 3-4-1　实验环境：在水池中置入凝胶，并将待观察肾结石置于凝胶顶部，使用 C5-2 探头进行观察

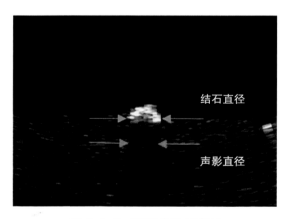

图 3-4-2　测量方法示意图

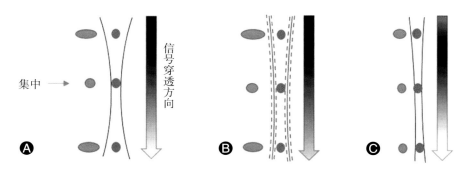

图 3-4-3　三种超声模式示意图

A. 声束；B. 空间复合成像；C. 谐波成像

　　测量方法：在蓝色箭头间测量结石强回声的宽度，在红色箭头间测量声影的宽度。笔者入组 45 颗草酸钙结石，进行三种模式的三个深度的体外实验。三种模式分别是常规二维模式、空间复合模式以及谐波成像模式，4 位操作者在不知结石实际大小的情况下，分别记录三个深度下结石强回声以及声影的宽度，一共采集 1620 张声像图。

　　三种超声模式的示意图：垂线代表声束、即分辨率，灰色圆圈代表肾结石；蓝色圆圈代表该深度下结石的超声声像表现（不同程度的变形）；向下的箭头代表信噪比，黑则高，白则低。①在常规二维模式 A 下，分辨率可为焦点所增强，焦点所在水平的分辨率高于焦点前和焦点后的分辨率；②在空间复合模式 B 下，成像效果增强，但声影被削弱，结石及其声影的边缘变模糊；③在谐波成像模式 C 下，声像图与常规二维模式下相似，但基于更高的频率的信号，因此改善了横向分辨率，利于宽度的测量，同时牺牲了信噪比及可探及的深度（向下的箭头变白早）。当设置焦点远深于结石水平时，结石处声束则变得更均匀一致。

　　研究结果表明：①常规二维模式、空间复合模式以及谐波成像模式下，结石强回声的宽度与实际结石的直径的平均差为 1.4（±0.8）mm、1.7（±0.9）mm、0.9（±0.8）mm；②以上三种超声模式下，声影的宽度与实际结石的直径的平均差为 0.2（±0.7）mm、0.4（±0.7）mm、0.0（±0.8）mm；③基于结石强回声宽度的测量值误差随深度的增加而增加，而基于声影宽度的测量值误差则与深度无关。相比直接对结石强回声进行测量，测量结石所产生的声影更为精确（$p < 0.0001$）。其中，三种模式下测量的结石声影宽度近似，其中谐波成像模式下测量值最接近结石的实际大小。78% 通过测量声影所得结石的大小误差< 1mm，与文献记载的 CT 测量肾结石大小的精确度相当。

第五节 凶险！突发剧痛的小伙子，他的左肾怎么啦？

※ 病例介绍：患者男性，21 岁，主因"夜间突发左腰部疼痛 1 小时"于急诊就诊，伴血尿，否认外伤史。

※ 超声显示：左肾下极结构紊乱，近充满混合回声，靠中心部分为低 – 无回声，周围呈高回声，边界尚清（图 3-5-1）。细观左肾下极的混合回声周围区，主要为高回声，亦可见部分区域呈中低回声，边界尚清（图 3-5-2）。CDFI 显示混合回声中心部分低—无回声区内可探及异常血流信号（图 3-5-3）。右肾实质内可探及类圆形高回声结节（图 3-5-4）。

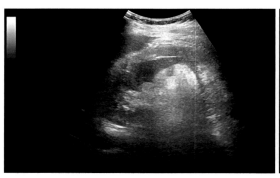

图 3-5-1　左肾声像图

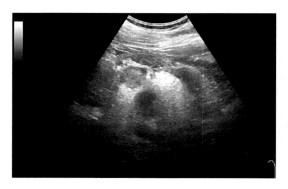

图 3-5-2　左肾下极声像图

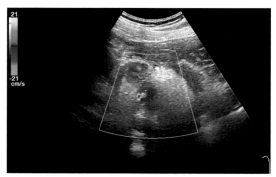

图 3-5-3　CDFI 显示左肾异常血流

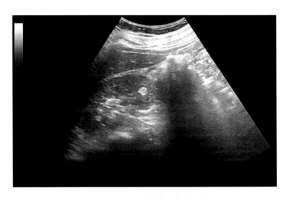

图 3-5-4 右肾声像图

※ 超声诊断：

（1）左肾下极混合回声，考虑错构瘤破裂出血。

（2）右肾实性结节，错构瘤可能。

随后，急诊送血常规、尿常规、凝血功能检查，并行 CT 检查。尿常规可见大量红细胞（83 个 /ul），血常规提示红细胞数量（4.01）为下限水平，凝血功能提示纤维蛋白原（4.96）稍增高。

CT 检查显示右肾形态正常，右肾实质内可见小类圆形低密度影，直径为 6.2mm，CT 值为 –71Hu，边界清楚，右侧肾盂肾盏无扩张，右肾周结构清楚，左肾增大，左肾下极可见类圆形混杂密度影，直径为 61mm，CT 值为 –63Hu，肾内及肾周可见不规则出血高密度影，边界模糊（图 3-5-5）。

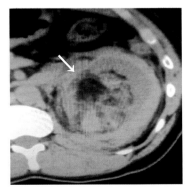

图 3-5-5 左肾 CT

左肾下极异常密度影（箭头），CT 支持错构瘤破裂出血的诊断

※ 最终诊断：

（1）右肾错构瘤。

（2）左肾错构瘤破裂出血。

最终，结合患者的临床表现、各项影像学及实验室检查结果，最终诊断为左肾错构瘤合并 Wunderlich 综合征，临床给予患者相应支持，生命体征平稳，收住院行进一步手术处理。

※ 鉴别诊断：Wunderlich 综合征与肾错构瘤相鉴别：Wunderlich 综合征，最早由 Wunderlich 于 1856 年首次描述，临床并不多见。通俗来说，就是肾自发性出血，是指无明确创伤基础上发生的局限于肾纤维膜内和 / 或肾筋膜内的出血、血肿，常出现于病理状态下的肾，尤其是肿瘤累及的肾。在恶性肿瘤中，最常伴发于肾细胞癌，而在良性肿瘤中，最常见于错构瘤，即本例中的情况。

恶性肿瘤容易发生坏死出血，而属于良性肿瘤的错构瘤为什么也容易出血呢？目前，研究观点有两方面：

（1）直接因素：错构瘤内含多种间叶组织成分，血管丰富，却因管壁结构缺陷而较脆，致使容易破裂出血，而错构瘤热衷膨胀性生长，又无真正意义上的被膜，也为出血创造了更多的机会和通路。

（2）间接因素：肾实质血管受肿瘤及炎症破坏、以及受压致局部肾静脉压力增高等因素，为出血创造了条件。

Wunderlich 综合征少见，且往往最初症状轻微，极容易被临床忽视。此时，超声医师往往为第一道防线，及时发现险情，不仅可以挽救患者生命，还可提高超声在临床，尤其是急诊心中的形象，使合作更为紧密。

第六节　文献：肾梗死

肾梗死（kidney infarction）是一种罕见的疾病，往往容易被误诊为其他常见原因导致的腰痛，如肾结石、肾盂肾炎等。肾梗死的常见原因为肾动脉梗死，多见于肾动脉分支。栓子可为起源于左心房的血栓栓子或主动脉硬化斑块的胆固醇栓子。

※ 病例介绍：患者女性，65 岁，主因"左腰部及左腹部急性间断性的剧烈疼痛"于急诊就诊。既往发现心房纤颤数月，未进行有效的抗凝治疗，1 个月前出现过短暂性脑缺血。其他合并症有：Ⅱ型糖尿病、高血压、冠状动脉性心脏病、高胆固醇血症和肾先天性发育不良。现病史：患者超重，体重指数 BMI 为 28，左肾绞痛，表现为左腰部剧烈疼痛，短期内加重，体温 37℃，呼吸 24 /min，血压 165/105mmHg。体格检查：患者痛苦面容，面色苍白，肺底部可闻及细湿啰音，心动过速 112 /min，窦性心律不齐，左腰部叩痛明显。

实验室检查：白细胞计数为 12000/mm^3，血红蛋白为 11.3g/dl，尿素氮为 50mg/dl，肌酐为 1.01mg/ml，血糖为 130mg/dl，乳酸脱氢酶为 680u/L，尿常规为镜下血尿。国际标准化比值（INR）入院时为 1.5。

※ 腹部超声显示：左肾增大，实质区可见数个片状低回声区，大致呈楔形。CDFI 显示低回声区内仅探及稀少血流信号，考虑为该区域内的主支血流。频谱多普勒显示 RI 增高（图 3-6-1）。右肾稍小，直径为 8.5cm，已知为先天性改变。结合患者有心房纤颤和近期短暂性脑缺血发作，超声提示：肾梗死可能。

※ 增强 CT 显示：左肾内见多发楔形低密度灶，指向肾门，提示为局部缺血灶（图 3-6-2）。经过抗凝治疗（维持 INR 在 2.5~3.0）和对症治疗，患者病情缓解。两周后，行超声造影检查。

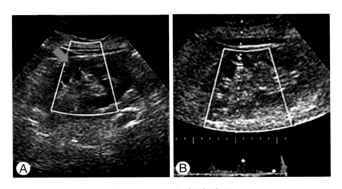

图 3-6-1　左肾声像图

A.CDFI 显示低回声区（蓝色箭头）和稀少的动脉血流信号；B. 频谱多普勒可探及高阻动脉频谱

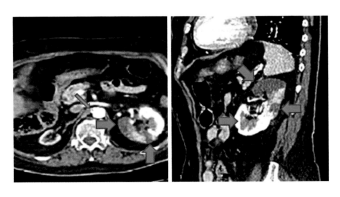

图 3-6-2　腹部增强 CT

A. 横切面显示左肾内多发低密度灶（蓝色箭头），提示局部缺血灶，腹主动脉壁上钙化斑块（红色箭头）；B. 矢状切面显示左肾内多发缺血灶（蓝色箭头）

※ **超声造影显示**：左肾内血流充盈佳，除下极（下 1/3）处见 1 个楔形低回声缺血灶，皮质期及髓质期均未强化（图 3-6-3）。在造影早期（造影剂静脉注射后 18 秒），左肾下极即显示该缺血区，边界清晰；在造影晚期（造影剂静脉注射后 2 分钟），缺血灶周边稍强化，考虑为少量血流灌注。

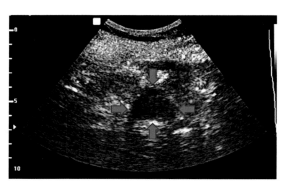

图 3-6-3　左肾超声造影

皮质期：左肾下极（下 1/3）低回声缺血区（蓝色箭头），内部无强化

※ **病例讨论**：血栓栓塞通常由左心房或左心耳的血栓脱落所致，见于心房纤颤患者，或源自左心室，见于心肌梗死患者或由心室壁的附壁血栓脱落所致。同时，血栓栓塞亦可以起源于主动脉的不稳定血栓斑块。而动脉粥样硬化栓塞则是胆固醇栓子从主动脉粥样硬化钙化斑块内脱落，移动入肾动脉所致，通常见于主动脉插管患者。本例患者近期未行主动脉介入手术，故不优先考虑由胆固醇栓子所致的肾栓塞。Domanowitz 研究发现，肾梗死的危险因素包括以下几点：心房纤颤、既往栓塞病史、高血压以及缺血性心脏病。本例患者具有以上所有危险因素，其中最重要的是从未进行有效的抗凝治疗。

患者为急性腰椎疼痛，且白细胞增多，须与肾盂肾炎相鉴别，未发现感染证据。糖尿病患者，出现血尿和腰痛，可能提示出现急性肾小管坏死，但往往合并肾衰竭，患者肌酐 1.01mg/ml，属于正常范围，故排除。

虽然肾栓塞并不多见，但往往容易继发于存在栓塞危险因素的患者，应高度警惕。患者的临床症状往往缺乏特异性，应结合影像学征象，尚可得出最终诊断。本例患者存在多个栓塞危险因素，起病急，症状明显，经有效的抗凝治疗后，病情缓解，影像学检查在患者的诊疗过程中起到关键作用，为患者的及时医治节省下宝贵时间。

超声检查是首选的方法是非侵入性的影像手段。在类似多发脏器栓塞病例中，增强 CT 更为可靠，但由于 CT 造影剂不能用于肾衰竭患者，故具有一定局限性，而超声造影剂为微米级别的气体微泡，内含物为惰性气体，可通过呼吸及肝代谢，无须从肾代谢，无肾毒性，可运用于肾衰竭患者，并且能动态观察造影全程，为临床提供更多的影像诊断途径。

第七节　肾 Castleman 病

※ 病例介绍：患者男性，47 岁，主因消化不良入院，既往有胰腺癌家族史。体格检查（-）；实验室检查：ALT 57 U/L，余均在正常范围；食管镜发现小食管裂孔疝；胃镜、十二指肠镜（-）。

※ 超声检查：使用设备为 IU22（飞利浦），探头型号为扇形宽频探头 C5-1，频率范围为 1～5 MHz，同时激活谐波成像（harmonic imaging），设置动态范围（dynamic range）为 55db 以获取最佳的对比分辨率，将余辉（persistence）设置为低，尽可能减少图像模糊程度。

※ 超声显示：左肾下极见 1 个混合回声肿物，直径约 3cm，边界模糊，可探及包膜，左肾下极因轻度受压而变形。彩色多普勒设置增益为 80%～85%，PRF、壁滤波（wall filter）设置为低，以发现肿物内可能存在的低速血流信号。CDFI 显示左肾下极肿物周围见环绕血流信号（图 3-7-1）。

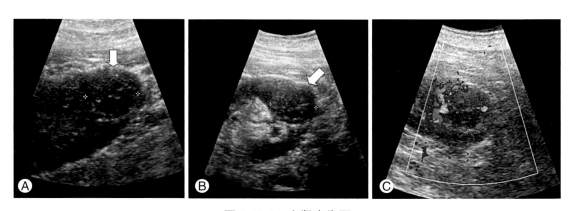

图 3-7-1　左肾声像图

A. 左肾下极 1 个边界模糊不清的低回声肿物（箭头）; B. 肿物导致肾包膜轻度变形（箭头）; C.CDFI 显示肿物内及外周环绕的血流信号

※ CT 显示：左肾下极 1 个低密度灶（40～91HU），轻度强化，另见同侧腹主动脉旁淋巴结肿大，怀疑转移灶。初步诊断为恶性肿瘤，肾细胞癌可能。2 个月后复查 CT，左肾肿物无明显变化。鉴于合并肿大的淋巴结，临床建议穿刺活检，遂在超声引导下经皮行肿物穿刺术，使用的是 18G、11cm 的活检穿刺针，共穿 2 针，取出组织样本 2 条，长度分别为 0.9cm、1.5cm（图 3-7-2）。

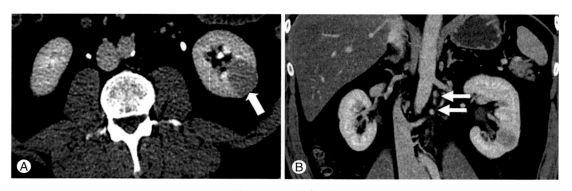

图 3-7-2　左肾 CT

A. 轴向 CT 扫描显示左肾下极处有 1 个明确的病变（箭头）；B.CT 冠状位重建显示腹主动脉左侧的肿大淋巴结（箭头）

　　※ 病理报告：（左肾肿物）过度增生的淋巴组织，伴生发中心玻璃样变，肾实质广泛的纤维玻璃样变，肾小管萎缩；滤泡旁区见广泛的毛细血管玻璃样变及过度增生。根据镜下所见，病理诊断：Castleman 病 HV 型（透明血管型）。随后检查的胸部和颈部 CT 显示未累及颈部或纵隔。患者无临床症状，6 个月后行腹盆腔 CT 复查病变无明显改变。镜下显示过度增生的淋巴组织，其生发中心内呈玻璃样变（圆圈），符合 HV 型 Castleman 病（图 3-7-3）。

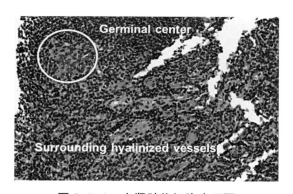

图 3-7-3　左肾肿物细胞病理图

Germinal center：发育中心，surrounding hyalinized vessels：周围透明血管，HE 染色，×20

　　※ 病例讨论：Castleman 病，又称巨淋巴结增生症、血管滤泡性淋巴组织增生，是一种淋巴来源的良性肿瘤，罕见。Castleman 在 1956 第一次报道该病，且认为是一种局限于纵隔区的疾病。Castleman 病虽然主要位于纵隔，但陆续也有学者报道位于腹膜后以及肾旁区域的 Castleman 病，然而位于肾的报道仅有几例。Castleman 病因不明，人们虽然对 Castleman 病的病理生理学知之甚少，但普遍认为慢性炎症、自身免疫性疾病、免疫缺陷

病是其可能的发病原因。Castleman 病可以影响任何一组淋巴结，最常见发生于纵隔。约70% 的 Castleman 病报道起源于纵隔淋巴结，20% 源自浅表淋巴结，腹膜后及肾旁区域则分别占 7% 和 2%。

Castleman 病在组织学上分为透明血管型（HV 型，约占 90% 的病例）和浆细胞型（PC型，10% 的病例），临床上则分为单中心型和多中心型。约 70% 的患者为单中心 HV 型Castleman 病，而多中心型 Castleman 病很少为 HV 型。大约 20% 的 Castleman 病患者为单中心 PC 型，而多中心 PC 型则占剩下 10%。HV 型 Castleman 病的镜下表现为血管增生明显的大量淋巴组织内散在分布着许多的透明滤泡细胞。大多数病例适合进行手术切除，且预后良好。PC 型 Castleman 病的预后取决于其临床亚型，有相当大的进展为恶性淋巴瘤和卡波西肉瘤的风险。多中心 PC 型 Castleman 病常伴有全身症状，如发热、贫血、红细胞沉降率升高、低蛋白血症、高丙种球蛋白血症等。由于淋巴结病变易发生全身播散的特性，Castleman 病患者可能需要综合性治疗，如激素治疗、免疫抑制治疗和化疗。

肾 Castleman 病易被各种影像检查方法所误诊，是由于该病过于少见，既往报道的诸多有关 Castleman 病的各种影像学征象，均缺乏足够的特异性。已有报道称 HV 型Castleman 病为富血供，增强 CT 显示为均匀强化，然而此征象与恶性肿瘤的特征相重叠，如肾细胞癌，就如此文所提供的病例，影像学上就不可能越过肾细胞癌，而将 Castleman病作为第一诊断。尽管单中心 HV 型 Castleman 病往往局限于单一淋巴结链，本文病例证实亦可出现周围多个卫星淋巴结病灶。PC 型 Castleman 病比 HV 型血管少，使之更难与恶性淋巴瘤和转移瘤相鉴别。钙化在 Castleman 病中并不少见，可发生于 1/3 的腹部病例中，然而未曾被报道出现于肾 Castleman 病中，包括本例。HV 型和 PV 型 Castleman 病的恶变病例均有过报道。Castleman 病在 MRI 的 T_1WI 中为等信号，类似肌肉的信号强度，而在T_2WI 中，则为均匀或混杂信号。

总之，从影像学上，肾 Castleman 病很难与其他肾肿瘤相鉴别，尽管既往的研究表明，如发现富血供的肾实性肿物，应考虑有无 Castleman 病的可能，只有通过手术切除、组织活检才可最终明确诊断 Castleman 病。密切的随访和周期性的临床评估和影像学检查是有必要的，以便及时发现随后可能出现的恶变。

第八节　揭秘：这肾脏上的无回声区究竟是什么呢？

肾上出现的无回声区，不一定是囊肿，还可以是动脉瘤，是肉芽肿性血管炎（granulomatosis with polyangiitis，GPA）所致肾微动脉瘤，临床少见。

※ 病例介绍：患者男性，71 岁，因虚弱、乏力就诊。实验室检查发现存在少量血尿和蛋白尿，同时存在氮质血症，长期治疗效果不佳，尿量逐渐减少，以致无尿。此外，患者血清学检查显示抗中性粒细胞胞浆抗体胞浆性（C-ANCA）阳性，无皮肤改变。临床怀疑存在 C-ANCA 相关的慢性肾病。

※ 超声检查：所用仪器为 GE LOGIQ E9，二维超声显示肾实质回声增强，符合慢性肾病表现，此外，于肾实质内可发现数个大小不等的无回声区，大者< 8mm，初步印象为肾囊肿，肾微动脉瘤待排除。

※ CDFI 显示：肾实质内血流增多，但无回声区内无血流信号（图 3-8-1）。由于瘤体小，内无血流信号，容易被轻易的认为是常见的囊肿，而动脉瘤内常出现的"涡流征"，或称"阴阳征"，在较小的微动脉瘤内不容易探及。

※ 超声造影：为明确无回声区性质，行超声造影检查，所用造影剂为声诺维。肾实质内的无回声区于动脉期呈均匀强化（注射造影剂后 20 秒），并于实质期呈持续强化，而于静脉期消退（注射造影剂后约 2 分钟），与肾实质内其他部位动脉保持一致（图 3-8-2）。遂超声造影诊断：多发微动脉瘤。

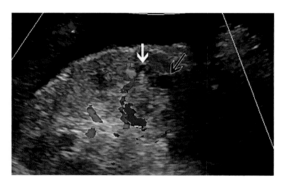

图 3-8-1　CDFI 显示无回声区内无血流信号

黑、白箭头分别指示两个无回声区

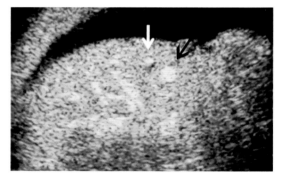

图 3-8-2　超声造影显示与肾动脉保持一致

黑、白箭头分别指示两个无回声区，与图 3-8-1 一致

进一步行超声引导下肾穿刺活检，病理报告提示存在不同程度的细胞间质纤维蛋白沉积和血管炎，伴有局部显著的纤维萎缩、炎症浸润，以及局灶肉芽肿形成，伴朗格汉斯巨细胞浸润（图 3-8-3）。

※ 病理诊断：肉芽肿性血管炎。

患者经治疗肾功能恢复后，行增强 CT 检查，提示患者肺内，尤其是双肺下叶，存在肺间质病变，支持肉芽肿性血管炎诊断。同时，在双肾内可见数个类圆形强化灶（直径均< 1cm），强化程度与肾动脉一致，为之前超声所提示的微动脉瘤（图 3-8-4）。

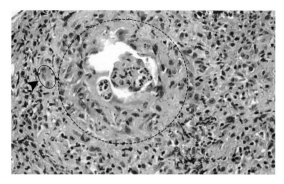

图 3-8-3 肾穿刺活检细胞病理图

镜下显示局灶肉芽肿（虚线大圈）及周围浸润的朗格汉斯巨细胞（小圈＋箭头），HE 染色，×20

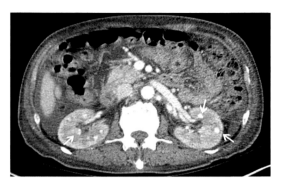

图 3-8-4 双肾增强 CT

为了进一步了解这些微动脉瘤的情况，评估它们潜在破裂出血的几率以决定是否立即行介入手术干预，临床给予患者肾动脉血管造影。血管造影显示肾小叶间动脉及弓状动脉多发微动脉瘤形成，部分形态呈分叶状，未发现活动性出血或动脉栓塞表现（图 3-8-5）。患者经 2 个月免疫抑制治疗后，再次复查 CT，肾微动脉瘤消失。

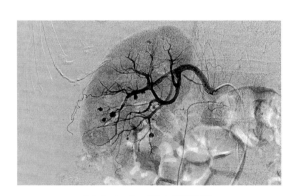

图 3-8-5 肾血管造影

※ 病例讨论：肉芽肿性血管炎是一种坏死性的自身免疫性疾病。最早由 Klinger 于 1931 年首次描述，而 Wegener 于 1936 年第一次从病理学上对该病进行系统性地阐述，故该病以前又被称为 Wegener granulomatosis，即韦格纳肉芽肿。肉芽肿性血管炎是血管炎的一种，主要累及身体各器官的中、小血管，其中以上、下呼吸道及肾为著。肉芽肿性血管炎根据累及范围分两类，仅累及呼吸道的为局限性肉芽肿性血管炎，而累及肾等多系统者，为系统性肉芽肿性血管炎。

临床上常把肉芽肿性血管炎累及的器官，合称为 ELK 系统，其中，E 即耳鼻喉，L 即上下呼吸道，K 即肾，方便识记。同样，肉芽肿性血管炎的临床症状也多围绕 ELK 系统，其中发热、鼻炎、听力下降、皮肤紫癜最为常见，且多为首发症状。严重的肉芽肿性血管炎可导致鼻中隔穿孔，形成鞍状鼻（图3-8-6）。

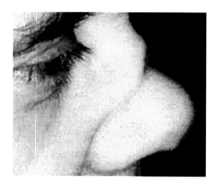

图 3-8-6　鞍状鼻

肉芽肿性血管炎发病年龄广，无论小儿还是老人均可发病，以40~50岁中年人高发，平均年龄41岁，其中，男性患者略多于女性患者。绝大多数患者为白种人（97%）。

目前诊断肉芽肿性血管炎多沿用1990年美国风湿学院（American College of Rheumatology）的分类标准（表3-8-1）及网络图（图3-8-7）。

表 3-8-1　1990 年美国风湿病学院 GPA 分类标准

项目	表现
口鼻部炎症	痛性或无痛性口腔溃疡，脓性或血性鼻腔分泌物
肺部异常 X 线表现	结节、浸润灶，或空腔形成
肾尿常规异常	血尿或红细胞管型
病理肉芽肿性炎	炎性病变位于中、小动脉壁及动脉周边

注：符合≥2 条时，可诊断为 GPA，敏感度和特异性分别为 88.2% 和 92.0%。

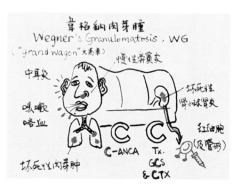

图 3-8-7　一位网络达人画的非常有趣的 GPA 识记图

第九节 揭秘：看似正常的肾，究竟暗藏着怎样的玄机？

※ 病例介绍：患者男性，74 岁，头颈外科术前常规超声检查，其右肾声像图看似正常，对比集合系统其他部位，回声略低，且夹杂着多条横向的管状低回声（图 3-9-1A）。肾的中上极集合系统，彩色多普勒不一样的光景跃然于屏幕之上：二维声像图上箭头所指处的区域，为一团熊熊燃烧的火焰所覆盖，红黄蓝绿四色混杂其间，无从辨认（图 3-9-1B）。上调脉冲重复频率 PRF，增大量程 scale，纠缠在一起的血管们，终于暴露出原形：一团团迂曲扩张的血管，互相交织，无从辨别雌与雄（静与动）（图 3-9-1C）。注意右肾其余部位的血流明显减少（图 3-9-1D）。

※ 频谱多普勒显示：双向高大而宽阔的波形，流速近 250cm/s，而 RI 却不足 0.5（图 3-9-2）。相比之下，肾门处肾动脉流速正常范围，频谱也相比正常的多（图 3-9-3）。

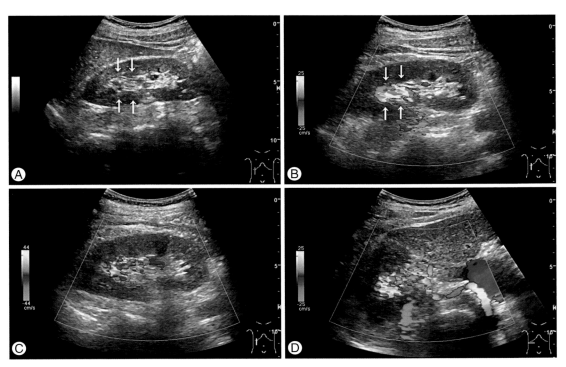

图 3-9-1 该患者右肾声像图

A. 多条横向的管状低回声（箭头）；B. 肾的中上极集合系统；C. 上调脉冲重复频率可见扩张交织的血管；D. 肾动脉自肾外注入右肾的轨迹，肾外段动脉无异常表现

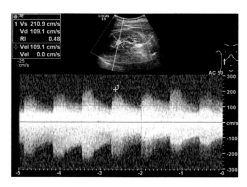

图 3-9-2　肾动脉多普勒频谱图

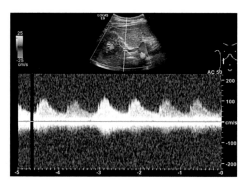

图 3-9-3　上调脉冲重复频率多普勒频谱图

※ 诊断结果：肾动静脉瘘。

※ 肾动静脉瘘的超声表现：

（1）二维超声：当瘘口较小时，二维往往无特殊表现，就如本例。而当瘘口较大时，受累静脉动脉化、扩张，而表现为局部的无回声区。此时，仅仅依靠二维图像，很难与囊肿、动脉瘤相鉴别。

（2）CDFI 显示：病变区域形同火海，血流混叠，适当调整 PRF、Scale，可显露迂曲扩张的静脉。肾其余部位血流分布往往较稀疏，流速减低，这与形成动脉—静脉短路有关。

（3）频谱多普勒：肾动静脉瘘的频谱有着与其他动静脉瘘类似的特征，即高速、低阻、毛刺，以及无空窗。高速、低阻与形成动脉—静脉短路有关，而毛刺和无空窗，则体现出动静脉瘘管腔内血流混乱无序，流速不一的特点。

而为何会呈现双向频谱呢？累及的血管较细，而取样容积较宽，以致可能同时采到两条以上的血管，故可呈现出双向频谱。这与流速超出量程导致血流混叠的原理有所不同。

※ 肾动静脉瘘与肾动脉瘤相鉴别：肾动脉瘤，即动脉瘤样扩张，局部管径增宽。根据流体力学的连续性方程可知，动脉血流经瘤样扩张区时，流速会大为降低（肾动脉瘤合并附壁血栓狭窄除外）。而本例中，病变区域内血流速度远高于肾门处肾动脉血流流速，单此项基本可排除肾动脉瘤。此外，两者间的二维及彩色多普勒表现、RI 等的差别，亦可辅助鉴别。

流体力学的连续性方程：$A \times U = c$，即横截面积 A 与流速 U 的乘积为一常数 c，两者成反比。横截面积大则局部流速低，反之亦然。

※ 肾动静脉瘘的危害：肾动静脉瘘容易引起血尿，严重时，会导致患侧肾灌注不足、肾衰竭。此外，过多的回心血量，还可能诱发心力衰竭。

第十节 有趣的输尿管囊肿喷尿过程，究竟什么原理？

输尿管囊肿（ureterocele），是一种输尿管先天型异常，是胚胎发育过程中输尿管芽开放延迟所导致的。输尿管囊肿还常被称为输尿管黏膜脱垂，在《吴阶平泌尿外科学》中，它的学名为输尿管膨出。

输尿管囊肿，根据发生的位置分为单纯型和异位型两种。单纯型输尿管囊肿的输尿管口较正常开口仅略有偏移，而异位型则穿越膀胱肌层，而开口于膀胱颈、后尿道。

输尿管囊肿的发病率约 1/4000（0.025%），异位型多见（60%～80%）。单纯型输尿管囊肿多见于成人，单侧发病，囊肿体积小，对上尿路影响小，无症状，体检时无意发现。而异位型输尿管囊肿则多见于小儿，女性多见，常发于左侧输尿管，单发多见（85%～90%），一般体积较大，易导致上尿路梗阻，常并发其他输尿管先天性疾病，如双集合系统，即重复肾和重复输尿管畸形（80% 异位型输尿管囊肿起自双集合系统的上位输尿管，常合并上位肾盂积水）、巨输尿管等。

输尿管囊肿囊壁的构成与膀胱、输尿管相关。外层是膀胱黏膜，内层为输尿管黏膜，中间可有菲薄的输尿管平滑肌，但肌张力孱弱，起不到足够的约束作用。输尿管囊肿的开口往往位于囊肿的顶部，由于开口较小，超声往往能观察到囊内尿液逐渐增多（囊肿增大），随后从开口处快速喷出的景象，随之囊肿缩小。

超声动态观察，可于膀胱三角区探及无回声囊性结构，与输尿管相延续，体积随尿液增多而逐渐增大，充盈至一定程度，即可见高回声的尿流由开口处喷出，随后消散于膀胱腔内，CDFI 可辅助采集到高速喷出的尿流信号（图 3-10-1，图 3-10-2）。

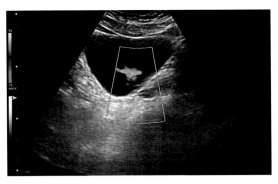

图 3-10-1 输尿管囊肿喷尿过程的二维动态图

高速尿液高回声最后消散在膀胱腔中

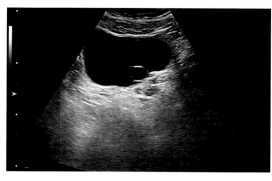

图 3-10-2　输尿管囊肿喷尿过程的 CDFI 动态图

注意与正常喷尿的区别，速度慢，而且分散

为什么喷射的尿液是高回声呢？

这种回声是超声波遇到物质界面反射产生的，静止的尿液是无回声的，这点我们很熟悉，喷射的尿液有回声，一定是高速的尿液发生了某种变化，产生了反射界面而导致的。而这种变化就是喷射的尿液中形成许多的微气泡，为反射声波创造了条件。而这些微气泡的形成，是由于高速的尿液内压强减小，以致气体溶解度下降，原溶解于尿液中的气体部分溢出所致。

为什么 CDFI 能采集到尿流信号呢？

这是因为微气泡的缘故，水分子直径约 4×10^{-10}m，对于腹部探头（3.5MHz）所发射的超声波（约 4×10^{-4}m）来说，太小了，无法产生反射界面，不能采集到频移。

而微气泡直径约 10×10^{-6}m（红细胞直径约 8×10^{-6}m），比水分子体积大，一群通向运动的微气泡能产生足够的反射界面，且它们运动产生的频移可以被采集到，而呈现出来。

第十一节　文献：极易误诊的输尿管透明质酸钙化

膀胱输尿管反流（vesicoureteral reflux，VUR），是指膀胱腔内的尿液反流入输尿管、肾盂或肾盏中的非正常现象。VUR 可为原发或继发，容易导致输尿管扩张、肾盂积水，以及继发感染、结石形成，以致肾功能损伤，进而导致肾瘢痕形成、肾萎缩、肾衰竭等一系列反流性肾病，严重者可发展为终末期肾病。VUR 是导致小儿透析和肾移植的原因之一。

国际反流研究委员会提出 VUR 五级分级法：Ⅰ级：反流只限于输尿管；Ⅱ级：反流至输尿管、肾盂，但无扩张，肾盏穹隆正常；Ⅲ级：输尿管轻、中度扩张和 / 或扭曲，肾盂中度扩张、穹隆无 / 或轻度变钝。Ⅳ级：输尿管中度扩张和扭曲，肾盂、肾盏中度扩张，穹隆角完全消失，大多数肾盏保持乳头压迹；V级：输尿管严重扩张和扭曲，肾盂、肾盏严重扩张，大多数肾盏不显乳头压迹。

聚糖酐/透明质酸（hyaluronic acid，HA），是目前广泛运用于治疗 VUR 的药物。HA 可通过内窥镜注射至输尿管膀胱壁段（即输尿管下段）下方，从而改变输尿管口的形态，或减小输尿管口的面积，以达到抗反流的作用。

以前，学者们普遍认为向人体注射 HA 仅会引起轻微的肉芽肿性炎，而近些年，关于 HA 钙化形成的报道呈上升趋势。HA 钙化被误认为输尿管结石的病例，最早报道于 2008 年，之后一共被报道过 7 例。HA 钙化形成的机理尚不明确，有学者认为是局部血钙增高，钙盐从 HA 中沉积下来所致，也有学者认为与微生物感染或炎症反应有关。

※ 病例介绍一：患儿男，4.5 岁，双侧 VUR V 级，合并反流性肾病，HA 注入 4 年复查超声显示右输尿管下段强回声，直径 13mm 和 5mm，无明显肾盂、输尿管积水，既往随诊未曾发现，考虑 HA 钙化（图 3-11-1）。而 CT 显示右侧髋臼内侧相邻 2 个高密度影，密度分别为 850HU 和 600HU，考虑为结石。输尿管镜显示膀胱及输尿管内未探及游离结石，而于输尿管口皮下探及 2 枚金黄色质硬的团块状凸起，同时，术中 X 线提示导丝旁可见 2 个极微弱的密度影（图 3-11-2）。化验室检查包括血清钙、尿钙、尿酸等泌尿系结石相关项目均无异常。

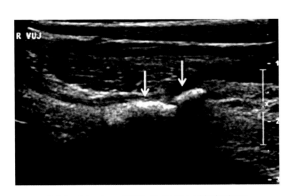

图 3-11-1 该患儿右输尿管声像图

右侧膀胱输尿管结合部 2 个弧形强回声（箭头），后伴声影，与输尿管下段结石的声像图极为相似

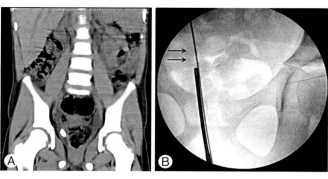

图 3-11-2　该患儿右侧髋臼 CT 和输尿管镜检查

A.CT 冠状重建；B. 术中 X 线（箭头）

※ 病例介绍二：患儿男，7 岁，左侧 VUR Ⅴ级，HA 注入 4 年复查超声显示左肾盂积水、左输尿管扩张，左输尿管下段强回声，直径 8mm 和 5mm，输尿管镜显示输尿管中上段扩张，于膀胱输尿管结合部探及 1 个弧形强回声，后伴声影，该回声之前即存在，而非梗阻性的结石（图 3-11-3）。随后，术中探查发现为输尿管腔外的钙化。

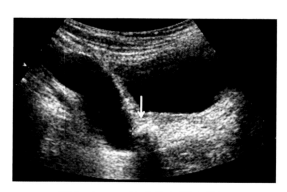

图 3-11-3　该患儿左肾声像图

输尿管内未探及结石

HA 注入后，在超声上往往表现为圆泡样等回声，该病例则表现为弧形强回声，后伴声影。与其他注入物不同，如聚四氟乙烯（polytef，该注入物注入后立即表现为强回声，后伴声影），HA 在注入后，往往在多年之后才表现为钙化后的强回声。值得注意的是，两例输尿管 HA 钙化病例均在输尿管下段探及 2 个或更多的强回声，是多次团注 HA 所致，还是 HA 钙化后形成多个碎片，有待进一步研究。

在 CT 方面，Cervinka 研究发现，所有 HA 注入人体后密度随时间推移逐渐增加，在 17 个月中，密度从 193HU 增加到 387HU。而同样时间内，体外对照组（放置于瓶中的 HA），则仅仅增加了 24HU。同时，该学者对比输尿管 HA 钙化和输尿管结石密度发现两者存在差异：输尿管 HA 钙化的平均密度为 818HU（364~1335HU），而输尿管结石为247HU（180~307HU）。

为了能准确地诊断输尿管 HA 钙化，除了发现输尿管下段强回声外，询问病史尤为重要，一方面需要询问有无 VUR 病史，另一方面还需要仔细询问患者有无输尿管结石所致的疼痛、血尿病史等。单从超声上，鉴别输尿管 HA 钙化和输尿管结石有一定难度，但如果检查时发现患者同侧肾及输尿管存在持续的或逐渐加重的积水时，存在输尿管 HA 钙化的可能性增大。CT 有助于鉴别输尿管 HA 钙化和输尿管结石。结合以上影像学手段，超声医师可以避免患者蒙受一部分不必要的有创的介入干预。

※ 小结：临床医师应意识到 HA 注入后可能会出现钙化，并事先告知将行 VUR 介入治疗的患者，以减轻患者术后的忧虑，增进医患的理解。研究表明 HA 注入 ≥ 4 年，钙化的几率约为 2%。笔者强调应重视 HA 钙化，因为其很容易被误认为输尿管结石，而使得患者蒙受非必要的介入干预。

第十二节 文献：肾上腺的卡波西肉瘤

罹患 AIDS 患者被证明更容易合并肾上腺感染以及肿瘤，如果 90% 或更多的肾上腺组织被感染或肿瘤破坏，会引起肾上腺功能不全。这往往是 AIDS 患者进入晚期的表现。在超声方面，肾上腺卡波西肉瘤在文献中并无很好地记载。一般表现为肾上腺区见一非特异性的实性肿物，合并或不合并液化坏死（图 3-12-1）。最终确诊仍须活组织检查。

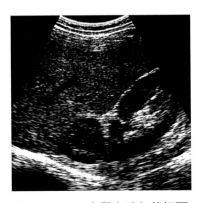

图 3-12-1 右肾上腺矢状切面

右肾上腺混合回声，以实性为主的肿物，病理证实为卡波西肉瘤

第十三节 膀胱如你了解的那样吗?

膀胱像一个尖儿朝前的板栗,是一个四面椎体形,分成尖、体、底、颈四个部分。膀胱尖(即是膀胱顶),有退化的脐尿管(即脐正中韧带)附着,与体表的肚脐相连,起到维持膀胱形态的作用(图 3-13-1)。

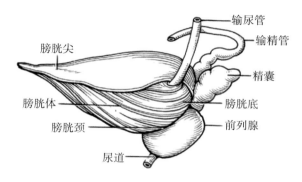

图 3-13-1　膀胱的形态示意图

引自《Grant 解剖学图谱》。左为腹侧,右为背侧

膀胱体,由左右两侧壁卷成,如同花苞一样,并且向后下"卷"成尿道,与后者相延续处即为膀胱颈,而尿道内口与其上方两个输尿管内口间连线所勾勒出的三角区在膀胱未完全充盈时基本上就是膀胱底的范畴,而充盈情况下膀胱底则涵盖三角区,后者如碗底,因膀胱三角区缺乏黏膜下组织,肌层与黏膜紧密结合,无论充盈与否,均呈现平滑姿态,而不形成皱襞,延展性相对差一些,三点间相对位置较固定。

两个输尿管内口间形成的横行皱襞,被称为输尿管间襞,在输尿管镜下呈白色脊样结构,为寻找输尿管内口的标志,在超声上亦可有所体现。膀胱无所谓前后壁,但是泌尿外科医师为了在膀胱镜下指向方便,还是人为划分了膀胱前壁,即腹侧膀胱壁。膀胱脐部为脐正中韧带膀胱附着处,局部膀胱壁呈梭形增厚,容易误认为膀胱壁结节或肿瘤(图 3-13-2)。

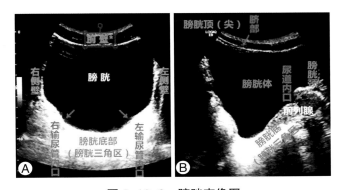

图 3-13-2　膀胱声像图

A.膀胱横切面；B.膀胱矢状切面

　　膀胱壁的各部分之间并无截然分界，是浑然一体的，就如肝的分区，为的是服务临床需求，而非天然形成。

第十四节　文献："消失"的膀胱

　　※ 病例介绍：患者男性，84岁，因尿血数日住院。既往有Ⅱ型糖尿病、高血压和慢性肾病史。刚入院时，患者发热，38℃，炎性标志物升高。临床要求加急行泌尿系超声检查。超声检查发现膀胱"消失"（膀胱区充满气体样强回声，伴不稳定声影）（图 3-14-1）。

　　※ 超声显示：未探及正常膀胱的声像图，而探及大量气体样强回声，后方伴不稳定声影。由于超声波被膀胱腔内的气体所干扰，而无法显示膀胱的轮廓及膀胱腔内情况。介于患者肾功能逐渐恶化，临床进一步行泌尿系 CT 检查。CT 轴位提示膀胱膨胀，腔内见气液平，考虑气性膀胱炎（图 3-14-2，图 3-14-3）。

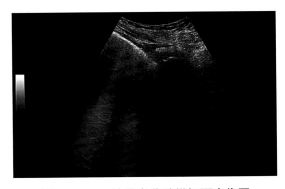

图 3-14-1　该患者盆腔纵切面声像图

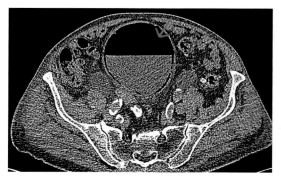

图 3-14-2　泌尿系统 CT 轴位

患者平卧，可见气液平，气体上升位于膨胀的膀胱的上部（红色箭头），而下部为膀胱内的尿液（绿色箭头）

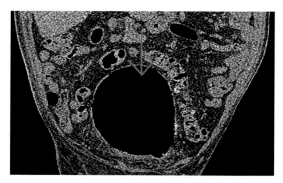

图 3-14-3　泌尿系统 CT 冠状位

患者平卧，膀胱明显膨胀，腔内呈气体密度（红色箭头），气体上升至膀胱前壁

在无膀胱置入物继发感染和结肠瘘的情况下，气性膀胱炎是膀胱腔内出现气体的常见原因，该例亦为此原因（图 3-14-4）。膀胱后壁见多发空泡样气体密度影，考虑产气菌附着处。之后，临床对患者行膀胱导尿，引出浓稠浑浊的尿液，伴大量气体（气尿）。

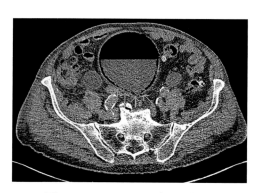

图 3-14-4　泌尿系统 CT 轴位

腔内气体密度（红色箭头），气尿（绿色箭头）

诊断明确后，患者经治疗后好转出院。当膀胱内出现气体时，最常见的原因是膀胱内置入物，如导尿管、膀胱镜，此外，结肠瘘也是需要考虑的重要原因，相比之下，气性膀胱炎则相对少见，可合并气性肾盂肾炎。气性膀胱炎最常发生于老年女性糖尿病患者，且有相当的死亡率。最常用的诊断方法为 X 线摄影及 CT，表现为膀胱壁气体密度影，且膀胱腔内充满气体，可见气液平。

　※ 思考：

（1）气性膀胱炎是一种严重的、往往致死性的感染，最常出现在罹患糖尿病的老年患者，其致病菌为大肠埃希菌。

（2）选择合适的影像学检查尤为重要，CT由于不受气体干扰而更适合于诊断气性膀胱炎。

（3）膀胱内出现气体时，病因除了考虑气性膀胱炎外，更应先考虑有无膀胱置入物继发感染及结肠瘘的可能。

※ 病例提示：当超声检查时发现膀胱"消失"，膀胱区呈气体样强回声时，应高度警惕存在气性膀胱炎的可能，千万不要简单地诊断膀胱未充盈，而导致误诊或漏诊。

第十五节 形迹难觅的膀胱破裂，务必慎重！

※ 病例介绍：患者男性，59岁，8天前起夜时摔伤致下腹部疼痛，疼痛不剧烈，后出现排尿困难，伴尿痛，无恶心呕吐，无发热。

※ 超声显示：膀胱上方可见混合回声区，范围约10.9cm×9.2cm×6.0cm，边界尚清，内见多个分隔，其内及周边未见明显血流信号。膀胱残余尿149ml，腹腔可见液性区，较深处约9.1cm（图3-15-1~图3-15-4）。

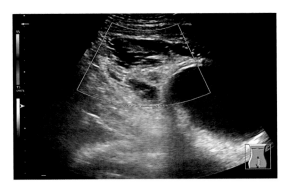

图 3-15-1 下腹部纵切面

膀胱上方可见混合回声区，边界尚清，内见多发分隔，厚薄不一

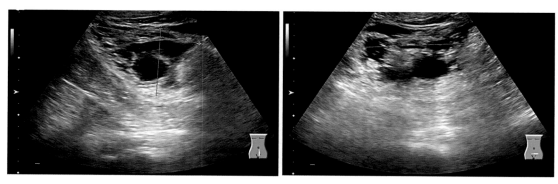

图 3-15-2　下腹部纵切面及横切面

混合回声区体积较大，范围约 10.9cm×9.2cm×6.0cm，形态不规则，紧邻膀胱

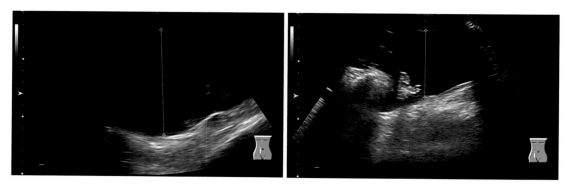

图 3-15-3　腹腔散在大量液性区，较深处约 9.1cm

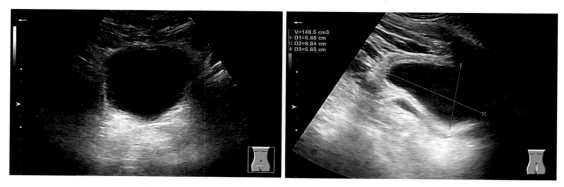

图 3-15-4　膀胱充盈欠佳，排尿后残余尿量 149ml

※ 超声提示：膀胱上方囊实性混合回声，腹腔大量积液。

※ 后续追踪：随后，临床给予膀胱造影，提示膀胱顶部破裂，遂行手术缝合。

※ 手术经过：麻醉满意后，平卧位，臀部垫高，常规下腹部消毒铺巾。取下腹正中切口，长约 12cm，逐层打开皮肤、皮下组织、腹直肌前鞘、腹直肌后鞘、腹膜，可见腹

腔内大网移位至膀胱顶部，肠管水肿明显，腹腔内大量尿液，将尿液吸净，打开膀胱前壁，见膀胱出口梗阻，双侧输尿管口喷尿正常，见膀胱顶部破裂，裂口大小约 0.5cm，予以可吸收线缝合裂口，重新保留尿管、可吸收线两层缝合膀胱前壁，保留"蘑菇头样"膀胱造瘘管，探查腹腔内未见明显异常，温生理盐水冲洗腹腔，留置腹腔引流管。观察膀胱外无渗漏及活动性出血，保留盆腔引流管。清点纱布及器械无误后，逐层关闭切口。手术顺利，麻醉满意。术中出血约 20ml，输液 2000ml，膀胱冲洗通畅，色浅红，尿量不详。术后安返病房。

※ 结果：膀胱顶壁破裂、腹腔积液、盆腔积液、急性腹膜炎、前列腺增生。

※ 病例讨论：膀胱破裂有以下常见原因：

（1）外伤性膀胱破裂：见于开放性损伤、闭合性损伤。

（2）自发性膀胱破裂：多以腹内压突增为诱因：①膀胱壁病变：如结核、肿瘤、憩室、炎症、瘢痕等；②膀胱颈以下部位梗阻引起尿潴留，膀胱极度膨胀：如良性前列腺增生、结石、尿道狭窄、妊娠等；③神经源性膀胱：如脑血管后遗症、骶椎裂、急性脊髓炎、脑肿瘤等。

※ 大多数膀胱破裂好发于顶壁：①醉酒后膀胱破裂——膀胱顶壁；②产后妇女膀胱破裂——膀胱前壁；③接受盆腔肿瘤放疗后的患者膀胱破裂——膀胱后壁。

※ 膀胱破裂临床分型：

（1）开放性损伤：与体表相通。

（2）闭合性损伤：①腹膜外型：裂口多位于膀胱前壁或颈部；②腹膜内型：裂口多位于膀胱顶部，可引起尿性腹膜炎；③混合型：腹膜外型与腹膜内型同时存在。

※ 膀胱破裂的临床表现：

（1）突发性持续性下腹痛。

（2）血尿和排尿困难：有尿意，但不能排尿或仅排少量血尿。

（3）腹膜内型破裂者可有腹膜刺激征，腹部移动性浊音阳性。腹穿为淡黄色或淡红色液体。无法解释的腹水是高度怀疑腹膜内型膀胱破裂的重要依据。

（4）腹膜外型破裂者，表现为膀胱周围红肿、压痛。

（5）导尿试验：插尿管后，如能导出 300ml 以上清亮尿液则可初步排除膀胱破裂，如不能导出尿液或者仅导出少量尿液则膀胱破裂可能性大。

此时注入生理盐水 300ml 停留 5 分钟，抽出液体量与灌入不符提示膀胱破裂。应注意灌注量不宜太少，否则引起假阳性；当裂口较小，血块和组织阻塞裂口，也可出现假阴性。

（6）实验室检查：血常规多数升高。由于尿性腹水在腹膜内重吸收，可引起尿素氮、肌酐异常升高的假性肾衰表现，是诊断腹膜内型膀胱破裂的重要指标。尿常规检查多有镜下血尿。

※ 膀胱破裂的超声表现：

（1）膀胱内始终不能完全充盈：膀胱充盈不良，液体注入量与膀胱充盈量不相符。

（2）腹腔内或膀胱破口周围积液，有时可探及局部膀胱壁连续性中断，回声消失，破口处周围常有低回声组织覆盖、包裹。

（3）注水试验：注入生理盐水，停止注水后膀胱内的液性区逐渐减少，同时可见腹腔或耻骨后间隙的液性区增加，动态观察有时可见液体从破口处流出至腹腔或耻骨后间隙。

（4）如有碎骨片刺入膀胱壁，则可探及强回声，不随体位移动。

※ 人工充盈膀胱过程中，行超声下加压动态观察：

（1）根据导尿管气囊的位置可判断导尿管是否进入膀胱，以防后尿道断裂误诊为膀胱破裂。

（2）了解膀胱内血块情况，血块堵住破裂口会影响膀胱人工充盈试验的观察。

（3）一般情况下，可观察到膀胱形态改变、膀胱充盈不良、膀胱壁连续性中断，液体注入量与膀胱充盈量不相等。

（4）当膀胱裂口较大时，可见注入的液体流出至腹腔或耻骨后间隙、膀胱不充盈，失去正常形态，可提示膀胱破裂。

（5）如果膀胱裂口较小，膀胱充盈过程中未发现破裂口，但发现腹膜后间隙的液性区增加，亦可提示膀胱破裂。

（6）通过观察膀胱破口的大小和位置，可判断膀胱损伤的类型。

人工充盈膀胱过程中超声动态观察诊断膀胱破裂，一般不会出现假阳性，但当膀胱裂口较小时有可能出现假阴性。另外，可根据观察到的膀胱裂口的大小和位置，来判断膀胱损伤的类型，指导治疗的选择。

超声对膀胱破裂部位的定位准确率略低于膀胱造影。膀胱为囊状肌性器官，超声难以准确判断破口的大小，且对多发性破口的分型尚不准确。膀胱造影是诊断膀胱破裂的最可靠方法，阳性率高，但操作中有辐射伤害，以及造影剂过敏的风险。

※ 小结：

（1）当膀胱充盈不良、腹腔及膀胱周围出现不规则积液时，要警惕存在膀胱破裂的可能。

（2）膀胱壁连续性中断及尿液外流，是诊断膀胱破裂最重要的依据之一。

（3）经尿道置管注水时，应同时超声动态观察导尿管位置。注意插管不宜深，注水应缓慢，以便于寻找破口及观察积液量的变化；注水同时，可用探头轻压膀胱区，有利于提高诊断率，同时手法要轻柔，避免重压加重损伤。

（4）为了避免遗漏破口，提高分型的准确性，应特别注意位于颈部和较小的裂口，它们容易因黏膜水肿或暂时性膀胱收缩而难以辨认，此时可重复进行注水及轻压探查。

（5）自发性膀胱破裂，临床较少见，加之无明显外伤史，极易误诊。

第十六节　文献：前列腺的血管与神经

前列腺的血供主要来源于前列腺膀胱动脉干（左右各一支），其来源于左右髂内动脉，这些血管再分支为前列腺动脉及膀胱下动脉（图3-16-1）。

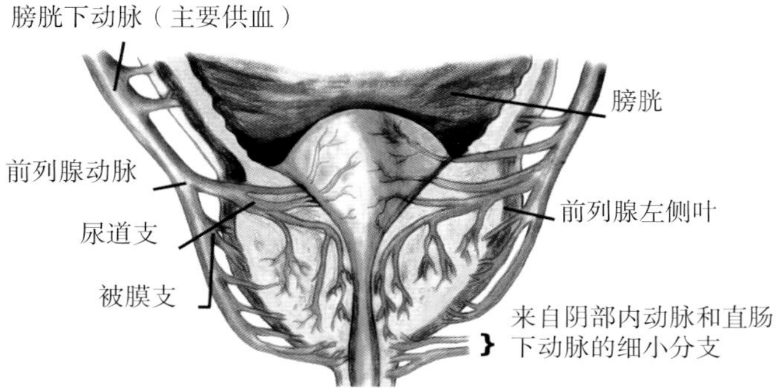

图 3-16-1　前列腺的血管示意图

引自《奈特人体解剖学彩色图谱》

前列腺动脉前行分出尿道支及蔓状支。尿道分支血管供应 1/3 前列腺，而蔓状分支血管供应余下 1/3 前列腺。膀胱下动脉供应膀胱基底部、精囊腺以及输尿管。运用彩色多普勒超声，特别是能量模式 CDE，正常前列腺内见少 - 中量的彩色血流信号（图 3-16-2）。

对比 CDE 能量模式，CDFI 血流显示受仪器设置影响较大。蔓状支及尿道支血管易探及，伸向内腺及外腺的细小分支亦显示清晰，呈放射状分布，而其两侧的蔓状支及尿道支即显示为放射的主轴。

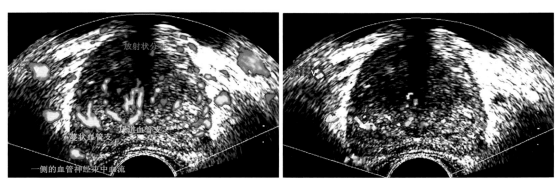

图 3-16-2　前列腺内丰富血流

密集树枝状血流分布常常在前列腺底部被探及，但不要误认为是肿瘤血管。前列腺的神经支配近些年才逐渐被阐明，前列腺的副交感神经支配是通过 S2-S4 骶神经根传递，而交感神经支配是通过腹下神经传递。

这些神经联合成盆神经丛，紧邻前列腺的上方及侧方走行，并分支成 6～16 支细小分支到精囊腺、前列腺、肛提肌以及阴茎海绵体。阴茎海绵体分支负责阴茎的勃起（图 3-16-3）。

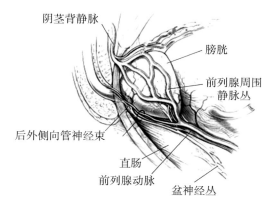

图 3-16-3　前列腺阴茎海绵体神经示意图
引自《Grant 解剖学图谱》

这些神经和血管以神经血管束的形式走行于前列腺会阴筋膜内，位于前列腺的后外侧，CDFI 显示其中走行的血管。手术、放疗以及其他介入操作很容易损伤这些神经，而神经保留前列腺切除术则意在对这些神经进行预处理并保存下来，以保证术后神经支配区各项功能（如性功能）的完整。

第十七节　文献：前列腺囊肿的细致分型——经直肠超声

前列腺囊肿分六大类：①实质囊肿；②独立中线囊肿（胞囊囊肿及苗勒管囊肿）；③射精管囊肿；④脓肿；⑤囊性肿瘤；⑥寄生虫相关囊肿（血吸虫病及包虫病）。

最常见的前列腺囊肿，是位于前列腺内腺移行区增生结节内的实质退行性囊肿。往往无临床征象，但偶有大到能导致尿路或射精通路梗阻的，可有症状。典型的实质囊肿为单房囊肿，或壁薄而多发分隔的多房囊肿，并位于前列腺内腺移行区增生结节内（图 3-17-1）。

前列腺潴留性囊肿为多发细点状囊肿，常位于前列腺的浅表，为管道阻塞所致。典型的潴留性囊肿很小，一般＜1cm。这种囊肿可以张力很高，肛门指检时触感明显，感觉像一个很硬的前列腺结节，容易误认为是前列腺癌，但超声则显示为典型的囊肿。它们往往无症状，但如果很明显触及，一般须穿刺明确性质（图 3-17-2）。

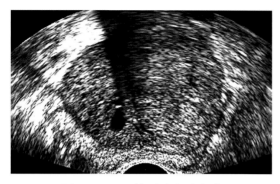

图 3-17-1　前列腺实质囊肿

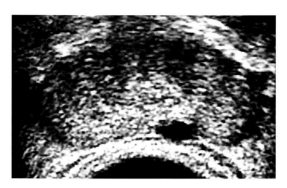

图 3-17-2　前列腺潴留性囊肿

前列腺先天性囊肿，常位于中线或接近中线，与中肾管或苗勒管有关。大多数先天性前列腺囊肿患者并无临床征象，偶尔有症状者往往由于感染，特别是囊肿大的时候更易出现。

前列腺及精囊腺内及旁的先天性畸形很常见。苗勒管形成前列腺囊，表现为一个位于前列腺中线的，小的盲袋样结构，位置邻近精囊腺的顶部。前列腺囊囊肿是前列腺囊扩张导致的。前列腺囊囊肿往往合并单侧肾缺如，并偶有精液潴留。前列腺囊囊肿总位于中线，并且经常是很小的，并位于前列腺内，但偶尔它们可以很大，达数厘米。苗勒管囊肿是由于中肾管残留形成的。其大多位于中线，但可能会延伸到中线一旁，也可很大并延伸到前列腺之上。苗勒管囊肿往往不合并先天性畸形，并且无精液潴留。

前列腺囊囊肿和苗勒管囊肿特征性的超声表现是：囊肿拥有泪滴样的外形，并指向精囊腺，拥有厚至可辨别的囊壁，偶尔囊腔或囊壁内见钙化灶。在实际检查中，两者超声表现类似，而且两者间差异并不太重要，无须过度鉴别。当此类囊肿增大，会导致射精管阻塞、钙化灶增多，并合并临床症状，疼痛、感染并偶有发展为肿瘤（图 3-17-3）。前列腺囊囊肿伴沿壁钙化，与血精有关（图 3-17-4）。

射精管囊肿常很小，可能和射精管囊状扩张有关，也可能是梗阻所致，另外也可以是管腔的憩室。射精管囊肿多为梭形，并特征性的指向双侧射精管末端。当用力深吸气时，射精管囊肿内充盈精液。该囊肿和不育症有关，并见于低精子计数的患者。部分可导致会阴部疼痛。

前列腺脓肿和其他部位脓肿类似，表现为一个壁增厚并厚薄不一的囊腔，并可见浑浊内容物漂浮或流动。大肠菌如大肠杆菌是最常见的致病原因。该脓肿诱因有糖尿病、有创器械操作后、免疫缺陷病等。经直肠穿刺或经尿道前列腺电切术引流是有效的治疗方法，可作为抗菌治疗的补充。寄生虫所导致的囊肿在西方国家并不多见，常为血吸虫病或包虫病所致（图 3-17-5 ）。

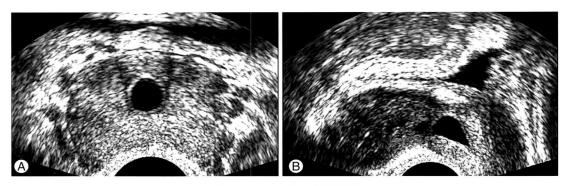

图 3-17-3　前列腺囊囊肿

A. 横切面；B. 矢状切面

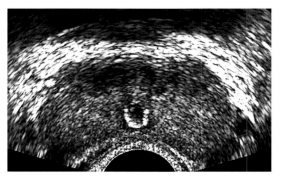

图 3-17-4　前列腺囊囊肿

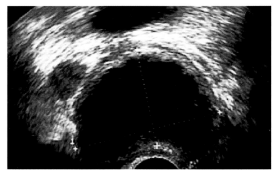

图 3-17-5　寄生虫所导致的前列腺囊肿

　　前列腺囊性肿瘤少见，但囊腺瘤和囊腺癌已有报道。精囊腺囊肿并不多见，常为单发。大多数并无症状。如囊肿大并有症状，可行穿刺吸引术改善。该囊肿可能会合并同侧肾异常，包括肾缺如，因为精囊腺是中肾管派生物，后者同时也形成输尿管及输精管。其他相关疾病还有成人型多囊性疾病、半脊椎畸形、同侧睾丸缺如。精囊腺可偶发肿瘤（如转移癌、囊性腺癌、乳头状腺癌等）、脓肿以及淀粉样变性（图 3-17-6 ）。

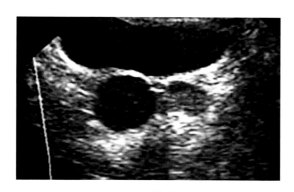

图 3-17-6　精囊腺囊肿

其他容易误认为前列腺和精囊腺囊肿的疾病包括异位型输尿管囊肿（或称输尿管脱垂）、尿道球管囊肿（位于尿生殖膈，前列腺的下方）以及膀胱憩室。精囊腺是输尿管常见的异位嵌入部。

输精管及精囊腺钙化灶常是糖尿病或感染所致。糖尿病钙化灶多影响管壁而形成 X 线中的"双轨征"，而感染或炎性钙化灶则表现为位于腔内或限局性的病灶，而且常合并精囊腺钙化灶。偶闻报道一例精囊腺直径为 1cm 的"蛋壳样"钙化灶，并不常见。这些钙化灶是无临床症状的，很可能与炎症有关。

第十八节　文献：前列腺癌的多种超声表现

前列腺癌的多种超声表现：前列腺左叶低回声结节，位于外腺，沿着前列腺的边缘，通常趋向恶性病变（图 3-18-1A）。前列腺癌的大体标本显示均质实性的细胞为主的肿瘤组织，相比毗邻的正常前列腺组织有着更多重结节界面，以致反射声波量小，所以回声较低（图 3-18-1B）。前列腺左叶外腺见一典型的低回声肿瘤结节，另在左右叶内腺各见一边界清晰的良性增生结节（图 3-18-1C）。大体标本见前列腺左叶外腺密集均质恶性肿瘤结节，而内腺区的几个良性增生结节和经直肠超声所示一致（图 3-18-1D）。

前列腺内小低回声病灶，完全位于外腺内，证实为癌（图 3-18-2A），能量多普勒显示结节内血流丰富（图 3-18-2B）。典型的"冰山一角"前列腺癌，结节似乎仅为右叶外腺局限一小点，实际占据了整个前列腺右叶外腺。需要注意的是：前列腺癌常表现为多个相互邻近的点块状低回声，而实际大小远大于经直肠超声二维所见（图 3-18-2C）。能量多普勒充分暴露异常富血供区域，而不仅仅是二维所见的小片病灶，并且累及移行区（图 3-18-2D）。

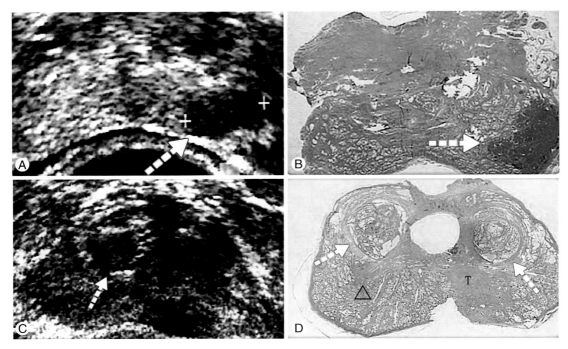

图 3-18-1　前列腺癌

A. 前列腺癌左叶低回声结节（箭头）；B. 前列腺癌细胞（箭头）病理图，HE 染色，×1；C. 前列腺癌左叶外腺低回声结节（箭头）；D. 前列腺癌左叶外腺细胞（T）病理图，前列腺癌右叶另一个小癌灶（△），HE 染色，×1

　　前列腺多发癌病灶，累及前列腺左右两叶。其一低回声，别的为等回声，左叶前部有一个可疑病灶区，右叶则有几个看起来正常的结节，但是活检证实两者均有 Gleason 评分 6/10 的恶性肿瘤（图 3-18-2E）。

　　前列腺病灶内几乎等回声，经直肠超声仅稍微怀疑左侧异常区为肿瘤。而活检则证实右叶表现为等回声（超声未探及）的组织中 25% 为 Gleason 评分 7/10 的恶性肿瘤，而超声怀疑的左叶病灶，仅含有 15% 的恶性肿瘤。

　　这个病例强调：系统性的和针对性的活检须同时进行（图 3-18-3A）。能量多普勒显示几乎未探及血流信号，尽管为广泛双侧肿瘤。80% 的前列腺肿瘤内表现出增多的血流信号，其余 20% 则少或无血流信号（图 3-18-3B）。弥漫性的肿瘤，呈"满天星"征象，为肿瘤内多发细小坏死灶所形成。肿瘤弥漫整个外腺区，从右侧直至左侧。右侧的钙化点为常见的"小结晶样"表现，而左侧的钙化点则有很不一样的特征：小而圆、散乱、回声更强，并且在探头移动时出现"闪烁"伪像。这些钙化点高度提示肿瘤内部细小坏死灶形成及演变（图 3-18-3C）。前列腺右叶移行区前部有不规则低回声隆起的孤立癌（图 3-18-3D）。

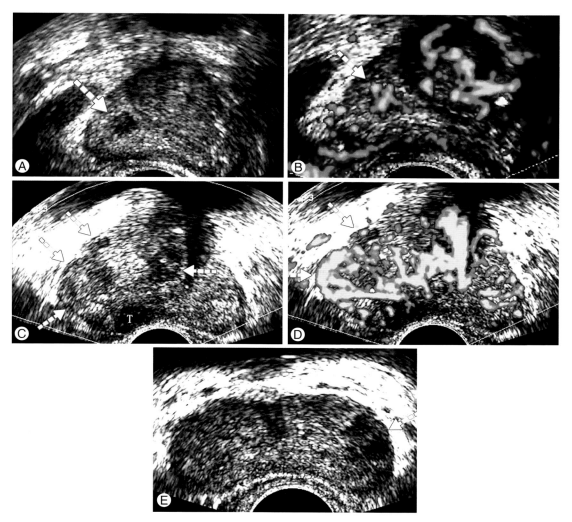

图 3-18-2　前列腺癌

A. 前列腺癌内小低回声病灶（箭头），该患者指检（-），PSA 轻度升高；B. 能量多普勒显示结节内血流丰富（箭头）；C. 典型的"冰山一角"前列腺癌，结节似乎仅为右叶外腺局限一小点，实际占据了整个前列腺右叶外腺（箭头）；D. 能量多普勒充分暴露异常丰富血流区域，PSA：265ng/ml，Gleason 评分 7/10；E. 前列腺多发癌病灶，该患者指检（-），PSA：4.5ng/ml（14% free/total ratio）

　　典型的外腺低回声结节，活检为 Gleason 评分 8/10 的恶性肿瘤（图 3-18-4A）。能量多普勒显示结节内血流丰富（图 3-18-4B）。弹性成像显示该结节区为蓝色，提示质地坚硬（图 3-18-4C）。

　　前列腺癌 Gleason 分级与生物学行为和预后关联良好，逐渐得到承认，使用日渐广泛，成为制定前列腺癌治疗方案的重要参考指标。20 世纪 90 年代以来，美国癌症综合网推荐

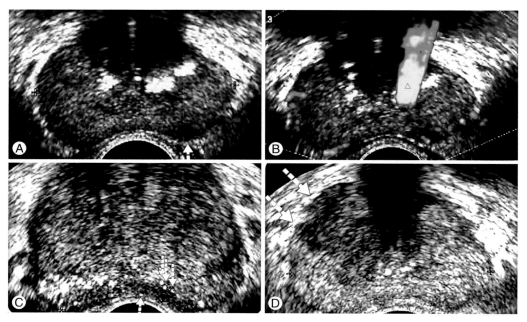

图 3-18-3　前列腺癌

A. 病灶内几乎等回声，指检无法触及的肿瘤，PSA：6.08ng/ml（12% free/total ratio）；B. 能量多普勒几乎未探及血流信号，向前延伸的强烈血流信号"反向彗星尾"，是来自钙化的伪像（△）；C. 弥漫性的肿瘤，呈"满天星"征象（箭头）；D. 前列腺右叶移行区前部不规则低回声隆起的孤立癌，指检（-），PSA：12ng/ml，活检为 Gleason 评分 6/10 的恶性肿瘤

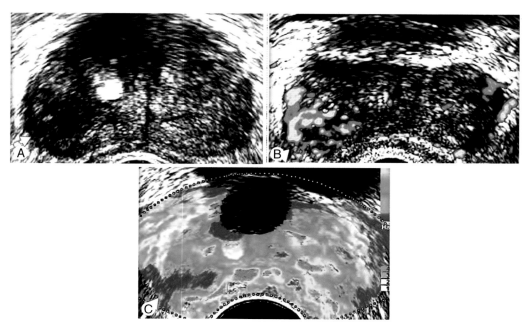

图 3-18-4　前列腺癌

A. 典型的前列腺外腺低回声结节；B. 该前列腺癌能量多普勒示意图；C. 该前列腺癌弹性成像示意图

的前列腺癌治疗指南中，Gleason 分级、前列腺特异性抗原（PSA）水平和肿瘤分期是决定治疗方案的最重要的指标。2004 年版 WHO 泌尿与男性生殖系统肿瘤分类已将 Gleason 分级纳入。

前列腺癌 Gleason 分级（图 3-18-5）：

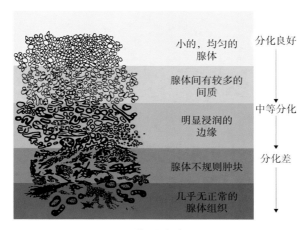

图 3-18-5　前列腺癌 Gleason 分级

（1）根据腺体分化程度，按五级评分。（第一级 1 分，分化好；每递升 1 级增加 1 分；第五级 5 分，为未分化）。

（2）对于同一肿瘤不同区域腺癌结构的变异，按其主要和次要分化程度分别评分，以该两项评分相加的总分作为判断预后的标准。（如腺癌主要结构评为 2 分，次要结构评为 4 分，则积分为 2+4=6 分；只有 1 个结构类型，评分为 3 分，则积分为 3+3=6 分；穿刺活检见 3 个结构类型以上且最高级别结构数量少时，一般将最高级别作为次要结构类型）。

（3）积分为 2、3、4 分者相当于高分化腺癌；5、6、7 分者相当于中分化腺癌；8、9、10 分者相当于低 / 未分化癌。积分越高，恶性度越高。

（4）Gleason 分级适用于前列腺癌，不适用于腺鳞癌、尿路上皮癌。

第十九节　文献：睾丸的解剖结构

成人睾丸为椭圆形的腺体结构，其前后径长 3～5cm，宽 2～4cm，厚 3cm。每侧睾丸重 12.5～19.0g。睾丸的大小和重量随年龄变化而变化。

睾丸被紧致的白色纤维鞘膜包裹，称为白膜。大量的纤薄膈膜起自白膜最内侧，向后聚集形成睾丸纵隔膜。汇聚成的睾丸纵隔膜对进出睾丸的血管和管道形成支撑和保护（图3-19-1）。

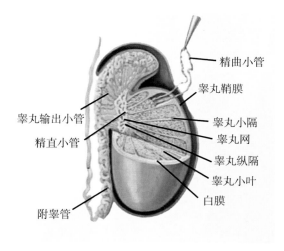

图 3-19-1　睾丸的解剖示意图

引自《奈特人体解剖学彩色图谱》

　　睾丸膈膜形成 250～400 个楔形小叶，容纳精曲小管。每个睾丸内大约有 840 个精曲小管。当这些精曲小管向中心延伸，它们互相汇聚而形成 20～30 个更粗的管腔，称为精直小管。这些精直小管进入睾丸纵隔膜，于睾丸间质内形成网络状通道，称为睾丸网。这些网最终汇聚入 10～15 个输出小管，其位于纵隔膜的上方，将精液从睾丸输送至附睾（图3-19-2）。

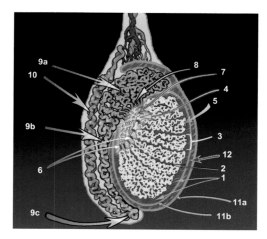

图 3-19-2　睾丸的解剖示意图

引自《Grant 解剖学图谱》。1：白膜，2：睾丸膈膜，3：睾丸小叶，4：睾丸纵隔膜，5：精曲小管，6：精直小管，7：睾丸网，8：睾丸输出小管，9a：附睾头部，9b：附睾体部，9c：附睾尾部，10：输精管，11a：睾丸鞘膜壁层，11b：睾丸鞘膜脏层，12：鞘膜腔（两层鞘膜间）

第二十节 文献：睾丸的声像图

正常睾丸的内部回声为均匀等回声，与甲状腺类似。睾丸膈膜表现为线状回声或低回声结构（图3-20-1），睾丸纵膈膜有时表现为由头向尾延伸的线状回声带（图3-20-2）。睾丸纵隔膜的多种不同表现，取决于其内纤维和脂肪成分的含量。15～60岁男性的睾丸纵隔膜最容易显示（图3-20-3）。

附睾是一个弯曲的结构，长为6～7cm，卧于睾丸的后外侧。附睾由头部、体部及尾部组成。附睾头部呈球形，与睾丸的上极相毗邻，它是附睾最大的组成部分，附睾头是由10～15个来自睾丸网的输出小管相互盘绕形成单一复合管腔，即附睾管（图3-20-4）。

附睾管继续延伸，形成附睾体部，以及附睾尾部的大部分。附睾管长约600cm，以一种盘绕的方式从附睾头延续至附睾尾。附睾体毗邻于睾丸的后外侧边缘。附睾尾被结缔组织松散的系于睾丸的下极。附睾管于附睾尾下方形成一个锐角折返向头部延伸，随后延续为精索。

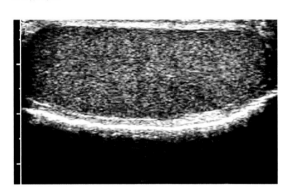

图3-20-1 正常睾丸回声

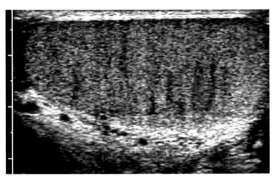

图3-20-2 睾丸隔膜

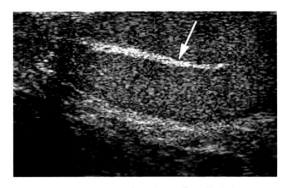

图3-20-3 睾丸纵隔膜（箭头）

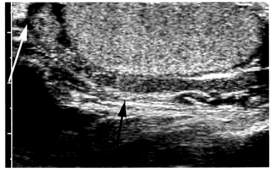

图3-20-4 睾丸声像图

白箭头：附睾头，黑箭头：附睾体

附睾常表现为等回声，或略高于睾丸的回声，整体回声不均。附睾头长 10～12mm，位于睾丸上极侧方。附睾体接近等回声，或略低于附睾头及睾丸。附睾体直径 < 4mm，平均 1～2mm。睾丸附件为苗勒管上段残留部分，是一个很小的卵圆形结构，常常位于睾丸的上极，或位于睾丸和附睾头间的沟壑之中。超声能分辨出 80% 睾丸附属的睾丸附件，当阴囊积液时更易发现。睾丸附件也可表现为杆状、有蒂、囊性变、甚至钙化（图 3-20-5）。附睾头、尾的附件为盲管结构，由中肾管退化而成。它们形成细杆样结构，可复制，并突出于附睾。极少的情况下，一些其他的附睾附属物偶被发现，如旁睾、哈勒管等。当存在阴囊积液时，附睾的附件大多表现为分离的独立结构（图 3-20-6）。

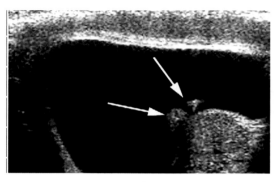

图 3-20-5　附睾附件（箭头）

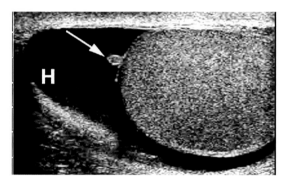

图 3-20-6　睾丸附件（箭头）

H：睾丸鞘膜积液

　　阴囊附件被认为是一种解剖异常，阴囊超声时偶见（图 3-20-7）。在男性生殖系统的胚胎发育过程中，可形成五种类型。阴囊附件所在位置：①睾丸附件；②附睾附件；③上迷走哈勒管；④下迷走哈勒管；⑤旁睾（希拉尔代斯器官）（图 3-20-8）。

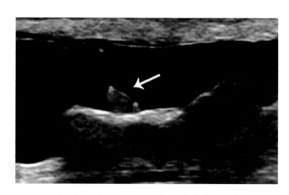

图 3-20-7　附睾附件（白箭头）

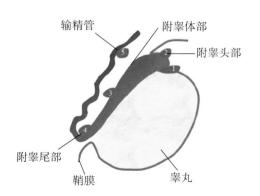

图 3-20-8　阴囊附件所在位置五种类型

引自《Grant 解剖学图谱》

　　睾丸附件是米勒管（副中肾管）的残迹，其组织学特征为沿血管分布的纤维组织，覆盖有柱状上皮，这种上皮有时可有纤毛。附睾附件源于午菲管（中肾管），也可为迷走哈勒管与旁睾的上下部分，称为精索附件或希拉尔代斯器官（图3-20-9）。

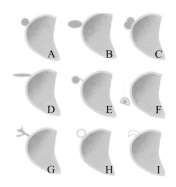

图 3-20-9　睾丸附件和附睾附件的各种不同形态

第二十一节 文献：睾丸的血供及超声表现

　　掌握睾丸的动脉血供知识，有助于深入理解睾丸血供的彩色多普勒血流特点。睾丸的血供主要由输精管动脉、提睾肌动脉（精索外动脉）、睾丸动脉供应（图3-21-1，图3-21-2）。

　　输精管动脉起源于膀胱下动脉，延伸至附睾尾，并于此处形成一个毛细血管网。提睾肌动脉起源于腹壁下动脉。提睾肌动脉与精索的其他组成部分一同经过腹股沟环（浅环），延续至睾丸鞘膜的表面，并与睾丸、输精管动脉所形成的毛细血管网相吻合（图3-21-3）。

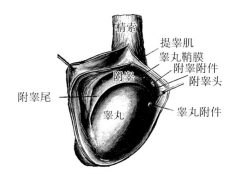

图 3-21-1　睾丸的解剖示意图
引自《Grant 解剖学图谱》

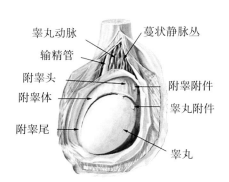

图 3-21-2　睾丸的血管示意图
引自《奈特人体解剖学彩色图谱》

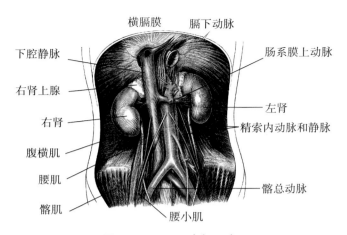

图 3-21-3　下腹部示意图

引自《Grant 解剖学图谱》

　　睾丸动脉起自腹主动脉的前壁，起点略低于肾动脉的起始水平。睾丸动脉与精索一同经过腹股沟管，延续至睾丸的后上方（图 3-21-4）。一旦到达睾丸，睾丸动脉分成若干支传入睾丸白膜，成树枝状包裹于睾丸上，称为睾丸血管膜（图 3-21-5）。

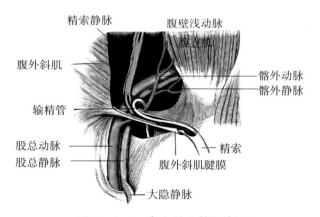

图 3-21-4　睾丸的血管示意图

引自《Grant 解剖学图谱》

　　向心性的分支动脉起自壳状的睾丸血管膜，它们沿着睾丸膈膜向睾丸内延伸，聚集于睾丸纵隔膜。从睾丸纵隔膜，这些分支折返发散入睾丸实质，形成睾丸实质内的小动脉及毛细血管网（图 3-21-6）。

　　大约一半的睾丸有纵隔膜动脉，从纵隔膜穿过，延伸至睾丸的外周。纵隔膜动脉可为单侧或者双侧、单支或者双支，声像图上往往表现为睾丸内的低回声带（图 3-21-7）。纵隔膜动脉可伴有声影，"掩盖"其后方睾丸组织，使之回声减低，而形成"双色"睾丸声像图（图 3-21-8）。

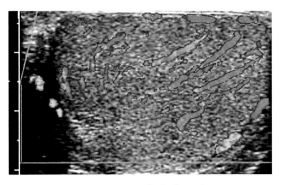

图 3-21-5 睾丸内血流

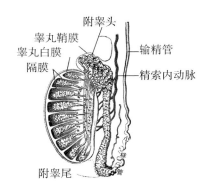

图 3-21-6 睾丸动脉（精索内动脉）示意图

引自《Grant 解剖学图谱》

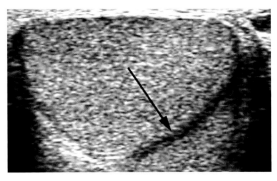

图 3-21-7 睾丸内低回声带（箭头）

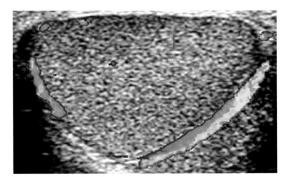

图 3-21-8 "双色"睾丸声像图

第二十二节 文献：睾丸的血流频谱

　　睾丸血管膜及其内部动脉的血流频谱，在整个心动周期中，表现为高水平的顺行舒张期血流信号，这表明睾丸内部动脉血流为低阻的特点，睾丸内的动脉呈低阻波形，并有大量的舒张末期血流信号（图 3-22-1）。

　　位于睾丸上方的动脉的血流频谱则可有多种表现，主要有两类频谱波形：①低阻波形，类似睾丸血管膜及其内部动脉的频谱；②高阻波形，高尖而细窄的收缩期波峰，舒张期则少血流或无血流信号。

　　提睾肌动脉和输精管动脉呈高阻波形，舒张期见少量反向血流。高阻波形与睾丸外周组织有关，后者使得睾丸上方动脉阻力增高。精索内的输精管动脉及提睾肌动脉，主要供应附睾和睾丸外周组织，但也通过与睾丸动脉的吻合支对睾丸供血（图 3-22-2）。

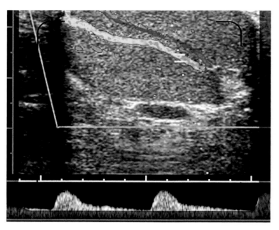

图 3-22-1　睾丸动脉频谱图

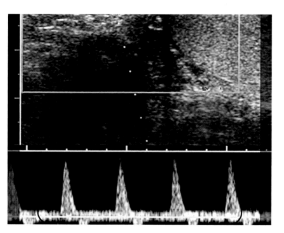

图 3-22-2　睾丸外的血流供给

第二十三节　病例：睾丸横向异位

睾丸横向异位（transverse testicular ectopia，TTE），是一种少见的先天性异常，全球仅报道 150 例。TTE 的产生是由于双侧睾丸通过同一个腹股沟管进入同一侧阴囊所致。有学者认为 TTE 是隐睾的一种特殊类型。TTE 最常见于同时伴有隐睾症及对侧腹股沟疝的幼儿。

※ 病例介绍：患者男性，23 岁，家庭医师为其进行体格检查时发现右侧阴囊空虚，怀疑隐睾，遂申请阴囊超声检查。

※ 超声检查：左侧阴囊内见 2 个相邻的椭圆形包块，呈睾丸样回声，其间见声影，考虑为折射伪像所致，同时也提示两者是相互独立的。靠上方的椭圆形包块大小约 1.7cm×1.3cm×1.2cm，与正常睾丸的超声表现相似，靠下方者大小约 2.2cm×2.0cm×1.7cm，内部见多发散在点状强回声，无声影，考虑存在睾丸微石症（testicular microlithiasis，TM，图 3-23-1）。右侧阴囊空虚，其内未探及正常睾丸回声。右侧腹股沟区及腹腔内亦未探及异位的睾丸样回声。

※CDFI 显示：左侧阴囊内的 2 个睾丸样包块内均探及血流信号，分布类似正常睾丸，但无法明确两者的血供是共同的还是各自独立的。

※MRI 检查：基于超声所见，临床行 MRI 检查，证实右侧阴囊内无睾丸，腹腔、骨盆腔及腹股沟区均未见异位的睾丸（图 3-23-2）。左侧阴囊内相邻的肿物是相互独立的，为膜样结构分隔，考虑为 2 个独立的睾丸组织。MRI 未能发现超声所描述的 TM。双肾及双侧精囊腺（－）。

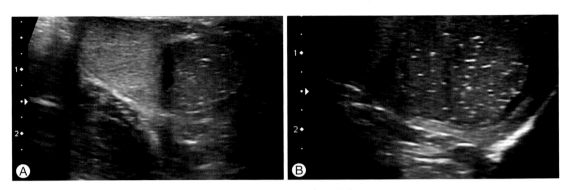

图 3-23-1　左侧阴囊矢状切面

A. 左侧阴囊内见 2 个相邻的包块，其间见折射伪像所致声影（回声失落）；B. 靠下方的睾丸内见散在多发点状强回声，无声影

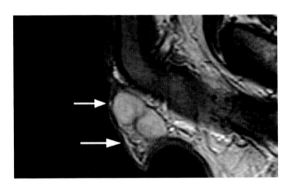

图 3-23-2　MRI 矢状切面 T₂WI 成像

2 个相邻的睾丸（箭头）位于同一侧（左侧）阴囊内

　　该患者最终未能同意手术探查，医师嘱咐其定期随诊和进行超声复查。

　　※ TTE 的概述：TTE 也被称为睾丸交叉异位、单侧双睾丸、睾丸假性重复。TTE 非常罕见，发生率仅为 1∶4000000。其病因尚不明确，目前认为 TTE 与发育过程中睾丸引带、悬韧带、雄激素异常有关。

　　※ TTE 的分型：Ⅰ型（50%）：仅与腹股沟疝有关；Ⅱ型（30%）：与残存的苗勒管结构有关；Ⅲ型（20%）：其他，包括阴囊畸形、泌尿生殖系畸形、尿道下裂、双性畸形等，亦可同时与多种疾病相关。

　　笔者所提供的这份 TTE 病例比较特别，因为该例患者年龄 23 岁，不常见；其次，影像学检查未发现腹股沟疝或残存的苗勒管结构，故为Ⅲ型 TTE，最少见；再者，2 个睾丸均位于同一侧的阴囊内，说明异位的睾丸完全下降入对侧的阴囊内；最后，大多数已报告的 TTE 病例中 2 个睾丸的超声表现一致，而该例中其一睾丸存在 TM 表现。目前，TM 和 TTE 之间是否有联系，尚无相关报道。TTE、TM 与睾丸生殖细胞肿瘤（testicular germ-cell tumors，TGCT）是公认的睾丸恶性肿瘤以及睾丸发育不良的独立危险因素。多数学者认为 TTE 和 TGCT 密切相关。另外，TM 以及先天性睾丸发育不全特征（小睾丸、无精子及尿促性腺激素增高）的出现，同样意味着罹患 TGCT 的几率显著升高。

※ 病例延伸：该例患者同时存在 TTE 及 TM，目前尚无文献报道这两个危险因素共同作用下对 TGCT 罹患率的影响情况，该患者因个人经济原因无法进一步手术处理，甚至无法承受每年进行超声复查，笔者及其团队最后决定免费为其每年复查阴囊超声，以监视其睾丸 TTE 及 TM 的变化，必要时进一步处理。

第二十四节　揭秘：这睾丸究竟是怎么了？

※ 病例介绍：患者男性，53 岁，左侧睾丸疼痛，短期加重就诊，体格检查：左侧睾丸较对侧肿大，质地偏硬，有压痛；左侧阴囊无明显改变。

※ 超声显示：左侧睾丸外形饱满，似呈结节样改变，大小约 4.5cm×3.6cm×3.1cm，包膜尚完整，回声减低，不均匀，呈片状分布，内见散在多发点状强回声（图 3-24-1）。

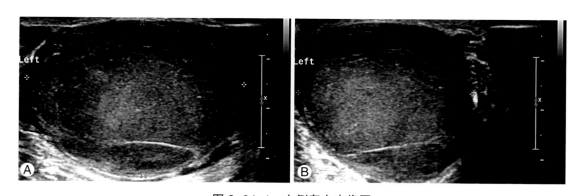

图 3-24-1　左侧睾丸声像图

A. 左侧睾丸长轴切面；B. 左侧睾丸短轴切面

※ CDFI 显示：左侧睾丸内血流分布异常，血流增多（图 3-24-2），右侧睾丸血流正常（图 3-24-3），双侧睾丸血流情况差异较大（图 3-24-4）。

外科医师在综合考虑后，决定给予左侧睾丸切除术。术后病理回报：（左侧睾丸）精原细胞瘤，紧邻白膜，未及他处。

※ 结合超声表现，最终考虑为：（左侧睾丸）弥漫型 TGCT，容易与睾丸炎相混淆。

睾丸肿瘤，多为原发性恶性肿瘤，其中以生精小管生殖上皮来源的生殖细胞肿瘤最为

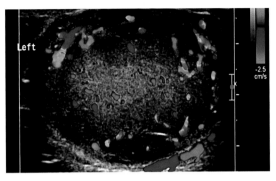

图 3-24-2　左侧睾丸内血流

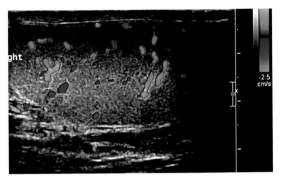

图 3-24-3　右侧睾丸血流

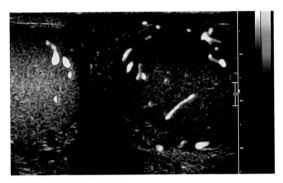

图 3-24-4　双侧睾丸的能量多普勒对比图

多见，约占 90%。其中本例所属的 TGCT 占比最高，占所有睾丸肿瘤的 30% ~ 40%，其他生殖细胞肿瘤可以统称为非精原细胞瘤性生殖细胞肿瘤（NS-GCTs），包括四种已确认的基本类型：①胚胎性癌（原始，未开始分化）；②畸胎瘤（成熟性和不成熟性，分化向胚胎固有结构）；③绒毛膜癌（分化向发育良好的滋养层）；④卵黄囊瘤（又称内胚窦瘤，分化向胚胎外内胚层和中胚层）（图 3-24-5）。

对于 TGCT 和 NS-GCTs 来说，传统的观念认为前者不具备后者的分化倾向，为两者划下明确的界限。然而，如今的观念认为，TGCT 中经典型可能是 NSGCT 形成途中的一种前期表现，两者间有千丝万缕的联系，而 TGCT 中另一型精母细胞型，则是该病的一种终末表现，与 NS-GCTs 无截然关系。

TGCT，一般多见于青中年男性，发病年龄多为 30 ~ 49 岁，多单侧发病，右侧略多于左侧。在隐睾人群中的发生率明显高于正常人群，达 20 ~ 40 倍。

TGCT 一般分三型：①外生型；②内生型；③弥漫型。其中，外生型往往和睾丸共存于同一被膜内，肿瘤体积较大时，容易被误认为是睾丸，而真实的睾丸却被错认为是附睾。而弥漫型则基本侵袭整个睾丸，不可探及正常睾丸回声，如本例所示，二维声像图表

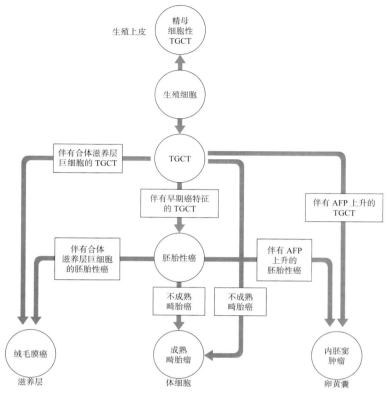

图 3-24-5　TGCT 与 NS-GCTs 关系示意图

现类似睾丸炎。

此时，需结合患者病史（有无感染、发热）、既往史（既往有无腮腺炎史）、CDFI（睾丸内血流分布情况）等综合考虑，慎重诊断。弥漫型 TGCT 多见于隐睾，而本例却在正常位置的睾丸内出现，为诊断之路再添障碍。

TGCT 的超声表现：多形态不规则，有占位感，内部呈不均中-低回声，呈片状分布，内可见点状钙化灶或小片液性区，其中弥漫型往往不可探及正常睾丸回声，而形似睾丸炎，误诊率较高。CDFI 显示内部血流一般增多或较丰富，很容易将思路带入睾丸炎的歧途，迷惑性强。频谱有一定特点，往往 RI < 0.5 ~ 0.7，这与瘤体内形成诸多动静脉瘘等短路有一定关系。

TGCT 虽为恶性肿瘤，但还算温和（低度恶性），发展缓慢，大多数患者（75%）诊断时肿瘤细胞仅局限于睾丸白膜内。如发生转移，多以淋巴途径转移，累及腹膜后淋巴结，当发现同时存在隐睾和腹膜后异常肿大淋巴结时，应考虑有无 TGCT，特别是弥漫型 TGCT 存在的可能。

第二十五节 文献：卡介苗相关结核性附睾炎

※ 病例介绍：患者男性，68岁，既往有膀胱尿路上皮癌病史，已行经尿道切除术，并进行卡介苗（Bacillus Calmette-Guerin，BCG）膀胱灌注。该患者出现右侧阴囊疼痛、肿胀。临床给予两个完整疗程的抗生素（环丙沙星、多西环素）治疗无效，行阴囊超声检查（首次）。临床结合影像结果考虑为结核性附睾炎，并开始进行抗结核三联治疗（利福平、异烟肼、吡哆醇）。患者的症状在三联治疗初期有所改善，但很快再次加重，尽管之后临床重复进行抗结核治疗仍无法控制病情，最终只能行手术切除。术后病理证实：结核性附睾炎。结合病史，诊断 BCG 相关结核性附睾炎。

※ 超声检查：首次阴囊超声检查显示右侧附睾增大，回声减低不均匀，阴囊积液（图 3-25-1）。首次抗结核三联治疗期间阴囊超声检查显示右侧附睾明显增大，内部呈不均质结节样改变，阴囊积液增加，以附睾尾部为著（图 3-25-2，图 3-25-3）。再次抗结核三联治疗后复查：右侧附睾回声更低，阴囊积液更多且内见碎屑样点状高回声漂浮（图 3-25-4）。

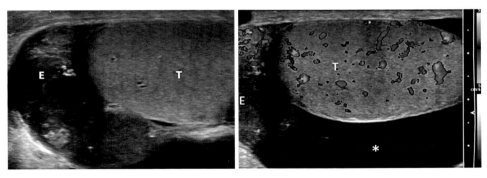

图 3-25-1　首次阴囊超声检查：增大的附睾且回声减低，不均匀

睾丸（一），E：附睾，T：睾丸，*：阴囊积液

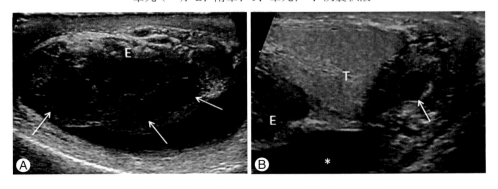

图 3-25-2　首次抗结核三联治疗 1 个月后复查

附睾较前增大，内部呈不均质结节样改变，E：附睾，T：睾丸，*：阴囊积液。A.结节样改变（箭头）；B.液化坏死区（箭头）

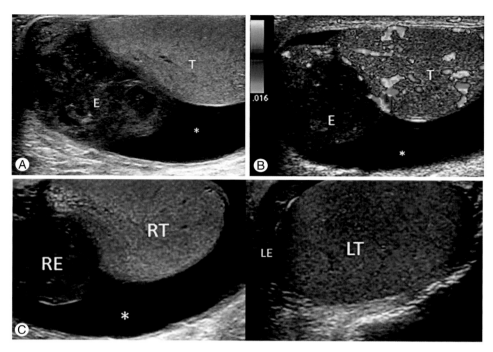

图 3-25-3 首次抗结核三联治疗 2 个月后复查

E：附睾，T：睾丸，*：阴囊积液，RE：右侧附睾，RT：右侧睾丸，LE：左侧附睾，LT：左侧睾丸。A. 附睾进行性增大，回声不均匀，呈结节样改变，睾丸（-）；B.CDFI 显示增大的附睾内血流信号减少；C. 双侧阴囊对比图

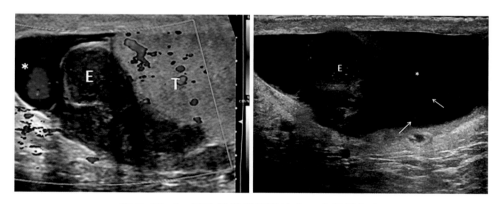

图 3-25-4 两次抗结核三联治疗 6 个月后复查

附睾回声更为减低，液性坏死区增加，内部血流信号更为稀少（箭头），E：附睾，T：睾丸，*阴囊积液

　　BCG 为减毒活疫苗，使用活的无毒牛型结核杆菌制成，是一种非特异性的免疫激动剂，研究证明使用 BCG 膀胱灌注可降低肿瘤的复发率，目前广泛运用于临床。BCG 膀胱灌注的并发症很少，主要为泌尿生殖系统结核肉芽肿性炎。结核菌往往由膀胱逆流至附睾，途径前列腺及精囊腺。BCG 相关结核性附睾炎的二维声像图表现主要有三种：①不

均质低回声弥漫性增大；②均质低回声弥漫性增大；③不均质低回声呈结节样增大。不均质低回声表现更为常见，与结核所致干酪样坏死、肉芽肿形成以及纤维化有关。附睾增大且内部呈不均质低回声在结核性附睾炎中出现的几率远高于非结核性附睾炎。细菌性附睾炎常表现为弥漫性增大的附睾尾，内部回声均匀、减低。

CDFI 显示细菌性附睾炎早期往往血流丰富，而结核性附睾炎则无此表现；而慢性细菌性附睾炎和结核性附睾炎内部的血流信号大多减少。当须鉴别是细菌性附睾炎还是结核性附睾炎时，临床病史也起着重要的作用，前者往往有发热、尿痛及急性阴囊疼痛病史，而后者则疼痛相对较轻，而往往主诉发现阴囊区逐渐增大的质硬肿块。此外，附睾肿瘤亦可造成附睾肿大，附睾良性肿瘤占附睾肿瘤的 70% ~ 80%，其中腺瘤样瘤占 32%。结核性附睾炎和腺瘤样瘤均以低回声为主，前者往往表现出厚薄不一的冷脓肿壁，而后者则表现出占位效应，挤压周围附睾组织，使之变得菲薄。附睾良性肿瘤往往内部更为均质，结核性附睾炎则大多不均质，回声减低。

结核性附睾炎大多对抗结核治疗敏感。超声往往用于评估抗结核治疗的疗效。手术切除往往用于结核冷脓肿形成及抗结核治疗无效的病例。行 BCG 膀胱灌注的患者，如出现阴囊肿痛，应考虑存在结核性附睾炎的可能，尽早行抗结核治疗。

第二十六节 文献：非典型睾丸表皮样囊肿和耗竭肿瘤

※ 病例介绍：患者男性，55 岁，触及左睾丸结节 2 个月。碰触该结节时有钝痛感，向左腹股沟区辐射。实验室检查：甲胎蛋白、β – 人绒毛膜促性腺激素以及血清乳酸脱氢酶均在正常范围。随后进行阴囊超声检查，使用仪器为 E9，采用的探头为 ML 6 ~ 15 高分辨率线阵探头。

※ 超声显示：左睾丸内见 1 个钙化结节，直径约 1.3cm，后伴声影，相邻区域见 1 个楔形低回声区（图 3-26-1A）。

※ CDFI 显示：楔形低回声区及钙化结节周围血流信号增多（图 3-26-1B）。

※ MRI 显示：左侧睾丸内 1 个钙化结节，结节中心无明显强化，但其周边区域则轻度强化（图 3-26-2）。

临床医师基于以上影像学表现怀疑存在睾丸恶性肿瘤，遂对患者进行了左侧睾丸切除术。大体病理标本提示为钙化的睾丸肿瘤。镜下显示睾丸局部骨化及纤维钙化，未发现生殖细胞肿瘤。

※ 免疫组化：胎盘碱性磷酸酶（－），不支持睾丸恶性肿瘤如 TGCT、胚胎性肿瘤（图 3-26-3）。

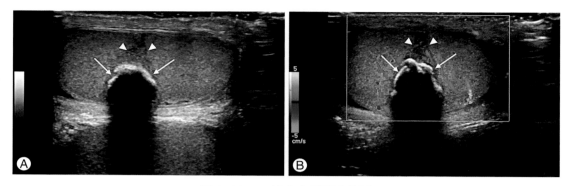

图 3-26-1　该患者阴囊声像图

A. 左侧睾丸实质内 1.3cm 强回声结构，后伴声影，提示钙化结节（箭头），另见 1 个楔形低回声区与该钙化结节相邻（▲）；B.CDFI 显示楔形低回声区及钙化结节周围血流信号增多

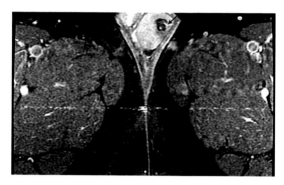

图 3-26-2　增强 MRI

T_1WI 强化显示钙化结节内无强化，而结节周围区域轻度强化（箭头）。TR/TE：700/9.37，厚度：5mm

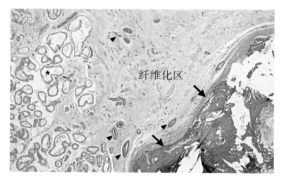

图 3-26-3　该患者睾丸细胞病理图

病变内主要为结节样纤维化、钙化及骨化（箭头），与表皮样囊肿相符，与表皮样囊肿相邻处见纤维化区，内见僵硬的生精小管及有纤维化硬化面积含生精小管和充血血管（▲），纤维化区旁可见正常的生精小管（＊）（HE 染色，×30）

　　※ 最终病理诊断：表皮样囊肿。

　　※ 病例讨论：表皮样囊肿是最常见的睾丸良性肿瘤之一，占所有睾丸肿瘤的 1%～2%。睾丸表皮样囊肿最常见于 20～40 岁的男性患者，大小不等，直径为 1～3cm，平均直径 2cm。病理组织学显示表皮样囊肿内衬完全或不完全的鳞状上皮，外周有纤维鞘包绕，可有钙化或骨化。

　　当患者或医师触及阴囊肿物时，一般都会进行影像学检查。表皮样囊肿的典型超声表现为囊肿内部呈薄片样不均回声，表现为低回声与高回声交错的同心圆，又被称为"洋葱卷"或"靶环样"改变；囊肿边界清晰，并有完整或不完整的边缘回声，将囊肿与周边正常睾丸实质相分隔；有时表皮样囊肿中心会有钙化。CDFI 显示表皮样囊肿内往往无血流信号。

笔者认为，本文病例中钙化结节旁所出现的楔形低回声区，可能对应组织学上的纤维带，CDFI 反映病变周边有一定程度的充血。在 MRI 的 T_1WI 上表皮样囊肿通常表现为低信号，中心呈等信号；在 T_2WI 上表现为不均质高信号肿物，周围环绕低信号带。T_1WI 和 T_2WI 均可见环状低信号带，呈"靶环样"改变，这环状低信号带是由外周的纤维鞘、内衬上皮层及与之相邻的角蛋白形成的。由于病变内无血管，增强 MRI 显示病变内无明显强化。

本例表皮样囊肿，特殊在于其不常见的影像学表现和非典型的发病年龄。超声上未表现出"洋葱卷"或"靶环"征象，而是主要表现为 1 个钙化结节及相邻睾丸实质内的楔形低回声区。结合超声及 MRI 所见，可以考虑其为耗竭肿瘤耗竭肿瘤常见于原发性生殖细胞肿瘤，它们往往迅速长大，而无法获取足够的血供，最终发生坏死，回归至睾丸内不可触及的状态。耗竭肿瘤的平均诊断年龄为 43 岁，高于大多数 TGCT。睾丸大小可能会萎缩或尚正常，往往在睾丸内可探及瘢痕。耗竭肿瘤的特点是发现广泛转移，如腹膜后淋巴结肿大，而未发现明显的睾丸肿瘤，仅在睾丸内探及钙化或瘢痕，超声上仅显示为微小的点状钙化灶或片状的粗大钙化斑。超声及 MRI 在显示耗竭肿瘤上无特异性。在耗竭肿瘤和既往的创伤或感染的鉴别上，临床病程及既往病史如已知的原发性恶性肿瘤史，有一定帮助。本文病例中，MRI 考虑为耗竭肿瘤，而超声所探及的钙化结节周边增多的血流信号，提示恶性或感染。在这种情况下，临床病史是鉴别诊断和治疗决策的关键。

第二十七节　文献：睾丸肾上腺残基瘤

睾丸肾上腺残基瘤（testicular adrenal rests tumour，TART）是先天性肾上腺皮质增生症（congenital adrenal hyperplasia，CAH）存在于睾丸的良性病变，并非真正意义上的肿瘤，其最早于 1940 年由 Wilkins 所描述。该病较为罕见，多见于 21- 羟化酶缺陷（21-OHD）的 CAH，亦可见于 11β- 羟化酶缺陷（11β-OHD）的 CAH，类似病变有报道于原发性慢性肾上腺皮质功能减退症（addison 病）和库欣综合征。

TART 患者临床表现为：性激素水平异常并控制不佳，性早熟，早期发育加快、青春期出现早并提前结束等。TART 受肾上腺皮质激素（ACTH）影响，一般临床可通过药物调节激素水平使 TART 缩小并消失，如激素治疗无效或病灶虽缩小却不消失，则可行 TART 剔除术。

TART 病变常发生于睾丸纵隔膜旁及睾丸网，易压迫精直小管导致阻塞，导致罹患 TART 的患者睾丸功能早期受损，往往儿童期或青少年期即已出现功能异常（图 3-27-1~图 3-27-3），因此，早期发现及诊断 TART 有利于保护患者的睾丸功能。另外，有病例报道

TART 作为 CAH 的最初影像学发现。

超声检查是睾丸肾上腺残基瘤 TART 的首选检查方式。目前比较认可的超声表现为：多为双侧睾丸同时受累，并且均为单一病灶，病变常位于睾丸纵隔膜旁（可表现为环绕纵隔膜）或位于睾丸网内，对周围睾丸组织无明显浸润或破坏，睾丸纵隔膜连续，病变多为低回声，亦可为高回声或混合回声（有文献认为回声高低和病程长短有关），外形不规则，边界清晰，无包膜环绕，内部回声均匀或不均。有文献描述 TART 病灶内多为丰富血流信号（图 3-27-4）。

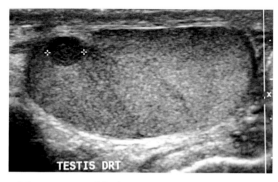

图 3-27-1　毗邻睾丸纵隔膜的低回声 TART

病灶大小为 0.43cm×0.46cm×0.34cm

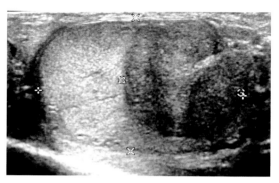

图 3-27-2　内部呈混合回声（低回声为主）的 TART

病灶大小为 1.98cm×2.00cm×3.88cm

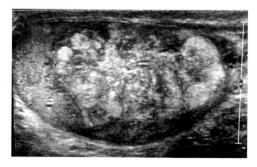

图 3-27-3　内部呈混合回声（高回声为主）的 TART

病灶大小约 3.6cm×2.8cm×2.7cm

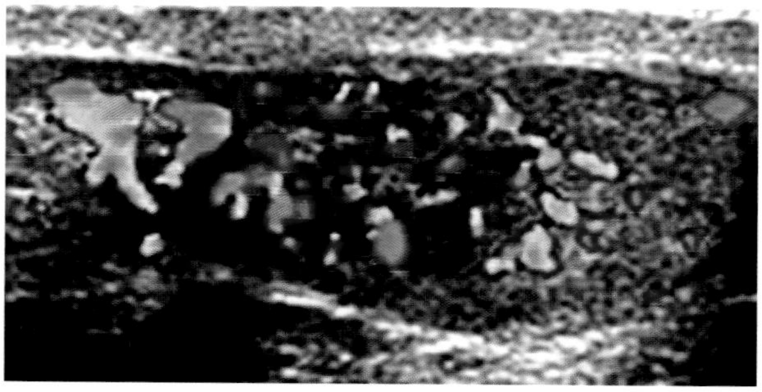

图 3-27-4　TART 的 CDFI 显示双侧、单发、低声、丰富血流

超声有利于早期发现 TART 而保护患者的睾丸功能，在 CAH 患者诊疗中起着重要的作用。

第二十八节 文献：附睾腺瘤样瘤

※ 病例介绍：患者男性，46岁，发现左侧阴囊无痛性的肿大，既往无家族史，无附睾炎、睾丸扭转、外伤病史。体格检查：左侧阴囊皮肤颜色改变，且上1/3呈轻度水肿，并于该处触及一边界清晰、呈结节状、包裹完整的包块，大小约3cm×3cm×2cm，并且与左侧附睾紧密相连。

※ 超声显示：1个类圆形低回声实性孤立结节，边界清，内部回声尚均，血流不丰富，位于左侧附睾头与睾丸上极之间，其对周围组织结构无明显破坏，毗邻该结节的附睾回声较其余附睾回声轻微减低（图3-28-1）。

※ 病理回报：（左侧附睾肿物）大量的立方体细胞，伴胞浆空泡化及多孔结构，诊断为附睾腺瘤样瘤（the adenomatoid tumor of the epididymis，EAT）（图3-28-2）。

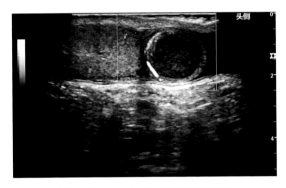 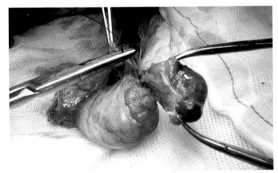

图 3-28-1 该患者附睾声像图　　　　图 3-28-2 该患者左侧附睾肿物

EAT是最常见的附睾良性肿瘤，约占所有附睾肿瘤的55%，其次是平滑肌瘤（11%），以及乳头状囊腺瘤（9%），血管瘤、脂肪瘤及错构瘤约占7%；而EAT约占所有附睾肿瘤的25%，最常见为肉瘤、上皮细胞瘤。EAT可以发生于各个年龄阶段，主要见于20～50岁男性患者。患者往往因为发现阴囊肿物而就诊。肿瘤多为圆形，边界清晰，大小可以从几毫米至数厘米。目前认为EAT为间质来源，并且普遍为良性，有病例报道EAT表现出恶性征象，但仅为仅少数个案。EAT可以发生于附睾的任何部位，最常见发生于附睾尾部，另外亦可发生于精索及白膜。在超声声像图上，EAT的典型表现为孤立均质的实性结节。由于该肿瘤的超声表现与恶性肿瘤类似，临床往往进行手术处理。

第二十九节 附睾炎为什么好发于附睾尾？

附睾是由迂曲的管道结构组成的，一端以附睾尾与精索内的输精管相延续，另一端则以附睾头连接于睾丸上极睾丸网（图3-29-1）。如果发生泌尿系逆行感染，细菌可沿着精索内的输精管下行至附睾尾（常见为大肠杆菌，尿液逆流入射精管引起）。附睾尾作为细菌到达的第一站，感染的概率自然高，这是附睾尾容易发炎的第一个原因。

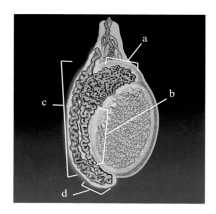

图 3-29-1　附睾的解剖示意图

引自《Grant 解剖学图谱》。a: 附睾头（输出小管），b: 附睾体（附睾管），
c: 附睾尾（附睾管），d: 精索（输精管）

随后细菌若想进一步侵及附睾体，乃至附睾头，就不那么容易了，需要经过一个"发夹弯"，拐弯角度接近360°，且近乎垂直于水平面。除非每个细菌都是"秋名山车神"，否则在此险峻的"车道"上，大量细菌涌入，难免造成拥堵，以致细菌们多止步于附睾尾，这是附睾尾容易发炎的第二个原因（图3-29-2）。

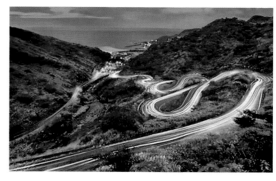

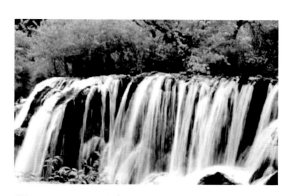

图 3-29-2　险峻的"发夹弯"，让细菌望而却步　图 3-29-3　飞流直下三千尺，疑是银河落九天

　　最后附睾体及附睾尾内的附睾管，如同输尿管一般，会自发有节律的收缩，推动精液流动，方向由附睾体向附睾尾，就如由上往下缓慢"渲泄的瀑布"（图 3-29-3），进一步打消细菌侵袭的念头，所以附睾尾成了"替罪羊"。这是附睾尾容易发炎的第三个原因。

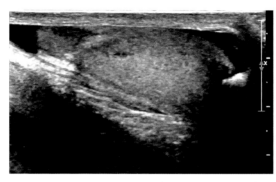

图 3-29-4　附睾尾→精索声像图

期间探头方向随走行变动

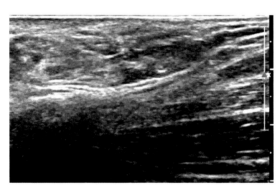

图 3-29-5　精索→附睾尾声像图

期间探头方向随走行变动

　　附睾的存在，对于男性生殖系统来说，不仅是精子成熟的重要场所，在某种程度上来说，还是保卫睾丸的重要缓冲带，由于附睾的存在，大大减少了感染累及睾丸的机会。

　　通过超声动态图，加深对精索、附睾走行的理解（图 3-29-4，图 3-29-5）。

第三十节 文献：不一样的尿道结石，不一样的解决方案

尿道，是尿液排出体外前途径的最后一段"隧道"，其内口开于膀胱底部，而外口则开于阴茎头部。尿道隶属于下尿路，后者除尿道外，还包括膀胱，尿道结石与膀胱有很大的联系（图3-30-1）。

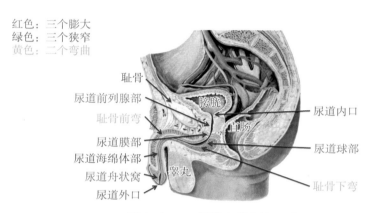

红色：三个膨大
绿色：三个狭窄
黄色：二个弯曲

耻骨
尿道前列腺部
耻骨前弯
尿道膜部
尿道海绵体部
尿道舟状窝
尿道外口
膀胱
直肠
睾丸
尿道内口
尿道球部
耻骨下弯

图3-30-1 尿道矢状切面示意图

引自《Grant解剖学图谱》

男性尿道分为尿道前列腺部、尿道膜部及尿道海绵体部，全长18～22cm，直径为5～7mm。前列腺部及膜部合称为后尿道，海绵体部又称前尿道，大多数尿道结石位于前尿道。

尿道不是等粗、笔直的管腔，它有三处狭窄、三处膨大以及两处弯曲，这些结构为尿道结石的形成埋下了隐患。①尿道的三处狭窄是指尿道的内口、膜部及外口；②而三处膨大分别为尿道的前列腺部、球部、舟状窝，后两者位于海绵体部；③此外，两处弯曲则为尿道的耻骨下曲和耻骨前曲。

尿道结石少见，约占所有尿路结石的2%。尿道结石多见于男性患者，且多来源于膀胱，肾次之（两者约占90%），多由膀胱结石排出时嵌顿于尿道继发形成，好发部位为尿道的膨大处，即前列腺部、球部及舟状窝，此外还可发生于尿道外口。少数尿道结石为原发于尿道狭窄处、尿道憩室的结石（10%）。

尿道结石的临床表现和其他泌尿系结石有所不同，常表现为排尿困难、尿分叉、尿滴沥，伴排尿时疼痛，严重时可导致血尿、会阴部剧痛、尿潴留。除此之外，尿道结石还可以伴发感染，使症状更具迷惑性。

临床上往往根据结石的具体位置采用不同的处理方式。

（1）当超声提示结石位于舟状窝，即距尿道外口 1.0～1.5cm 以内时，外科往往采用直接取石的方法，即使用止血钳经尿道外口伸入取石，或向尿道内注入无菌的液体石蜡，然后采用手法将结石从尿道挤出。

（2）当结石位置较深时，直接取石变得不可行，外科的处理方式则是使用膀胱镜，先将结石回推入膀胱腔内，再将结石取出，膀胱腔容积大，更容易对结石进行操作，特别是体积较大的结石。由于取石难免会对尿道造成损伤，以致部分患者取石后可能会出现尿道狭窄的情况。

※ 病例介绍一：患者男性，38 岁，主因"阴茎远端触及一痛性包块 3 周余"就诊，伴排尿不畅。该患者 2 周前因类似症状曾来院就诊，当时临床根据尿常规有镜下血尿及既往有尿路结石病史，诊断肾结石，并给予对症治疗。体格检查：患者阴茎腹侧面（接近阴囊、系带一侧为腹侧）可触及 2 个痛性包块，可移动，大者直径约 0.5cm×0.5cm。遂行超声检查。

※ 超声显示：阴茎舟状窝内见 2 个强回声，伴声影，考虑为尿道结石，CT 与超声结果一致，遂行超声引导下尿道取石，顺利取出结石 2 枚（图 3-30-2～图 3-30-4）。患者术后恢复良好，随访无不适主诉。

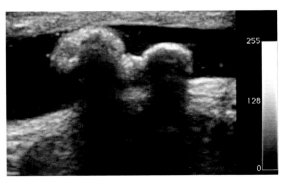

图 3-30-2　二维超声显示尿道舟状窝内 2 个近弧形强回声，后伴声影，局部加压可移动

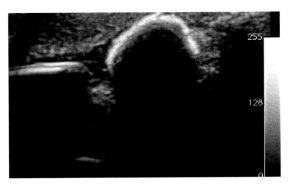

图 3-30-3　超声引导下尿道取石，固定结石位置，并用止血钳判断其深度

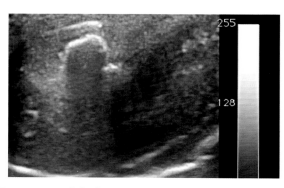

图 3-30-4　在超声引导下，尿道内的结石顺利被钳出

※ 病例介绍二：患者男性，32 岁，主因"排尿不畅 9 个月余"就诊，伴有间断的尿分叉，及会阴部不适，尤其是排尿末明显。这些不适症状致使患者排尿次数越发增多，且畏惧排尿。患者诉无肉眼血尿。遂行超声检查。

※ 超声显示：前列腺大小正常，尿道前列腺部见一椭圆形强回声，大小约 1.0cm×0.7cm，后方似伴弱声影，其内及周边未见明显血流信号，考虑为尿道结石（图 3-30-5，图 3-30-6）。考虑到该结石位于后尿道，泌尿科医师使用膀胱镜将其回推至膀胱腔内，再使用网篮将其取出，取出的尿道结石为黄色，呈不规则箭头状，长约 8mm，宽约 5mm，结石成分分析显示主要成分为草酸钙（85%）（图 3-30-7）。术后患者排尿恢复良好，随访无不适主诉。

不一样的尿道结石，不一样的解决方案，超声让泌尿外科医师在处理尿道结石时，更加游刃有余。

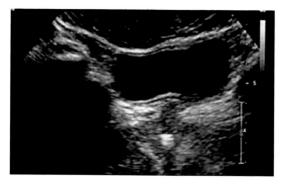

图 3-30-5　经腹盆腔超声横切面

尿道前列腺部强回声，呈椭圆形，后方似伴声影

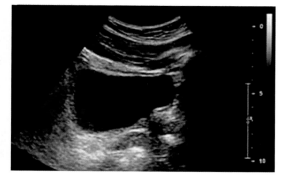

图 3-30-6　经腹盆腔超声矢状切面

该强回声位于尿道走行区内，呈椭圆形，与常见的位于前列腺内腺与外腺之间的呈弧形的强回声钙化灶有所不同

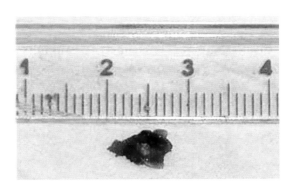

图 3-30-7　取出的尿道结石病理图

第三十一节　男同胞的"难言之隐"：部分阴茎异常勃起

部分阴茎异常勃起（priapism）是一种少见的生殖系统疾病，与阴茎海绵体血栓形成有关（图 3-31-1），多为自发性的，也有很少一部分为外伤血肿所致，近年来该病的发病率有所增加。部分阴茎异常勃起的典型征象为一侧阴茎海绵体近端血栓形成，最常见的临床表现为会阴部疼痛。

※ 病例介绍：患者男性，52 岁，因"工作期间急性会阴部疼痛 2 小时"来院就诊，否认外伤、性刺激或性生活。体格检查：右侧阴茎海绵体近端疼痛，一触即痛。

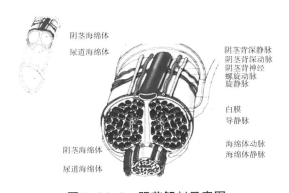

图 3-31-1　阴茎解剖示意图

引自《Grant 解剖学图谱》

※ 超声检查：右侧阴茎海绵体近端见 3 个近球形无回声区，内未探及血流信号，长径分别为 9.78mm、7.41mm 及 9.85mm，这些无回声区位于海绵体动脉旁（非勃起时不可探及）。

※ 超声显示：右侧阴茎海绵体近端3个无回声区，其内无明显血流信号（图 3-31-2）。

※ 血象显示：WBC 轻度升高。

※ 临床诊断：部分阴茎异常勃起，考虑右侧阴茎海绵体近端局部血栓或间质血肿形成。该患者未同意住院，临床给予止痛治疗。11 天后患者来院复查，会阴部疼痛缓解，体格检查无异常，阴茎勃起时亦无疼痛，再次行超声检查显示：右侧阴茎海绵体近端未探及无回声区，仅残存一强回声块，长径约 4.22mm，无声影。

※ 随访：超声显示原无回声区消失，取而代之的是一强回声，无声影（图 3-31-3）。当患者出现急性会阴部疼痛时，进行超声检查是非常必要的。超声提示阴茎海绵体内可能存在的血栓或血肿，对临床医师分析患者病情有很大帮助。部分阴茎异常勃起通过保守治疗即可达到功能和结构上的恢复，而介入性治疗往往用于药物治疗无效的患者。

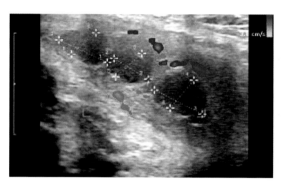 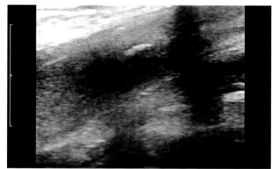

图 3-31-2　该患者右侧阴茎声像图　　　　图 3-31-3　随访超声显示原无回声区消失

第三十二节　男同胞的"难言之隐"：阴茎纤维性海绵体炎

阴茎纤维性海绵体炎，又称 Peyronie 病（peyronie disease，PD），最早由法国医师 Francois de la Peyronie 于 1743 年描述，是一种局限于阴茎海绵体白膜的疾病，表现为慢性纤维组织增生形成的硬结或斑块（图 3-32-1）。

PD 多见于中老年患者，平均年龄 55 岁，20 岁以下少见。有文献称 3% 欧洲男性为 PD 患者。PD 的病因尚未明确，部分学者认为与遗传有关，亦有认为是一种炎性改变。PD 可为独立的疾病，也可为多发性纤维瘤病的组成部分。30% 的 PD 患者合并身体其他部位（如手掌、足底）的纤维化。

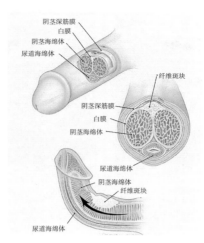

图 3-32-1 阴茎的解剖示意图

引自《Grant 解剖学图谱》

※ 临床表现：PD 主要表现为阴茎勃起时弯曲、疼痛，以致勃起功能障碍，严重时可导致性交困难、阳痿。PD 往往呈慢性病程，12% ~ 13% 会自愈，40% ~ 50% 会逐渐加重以致阴茎畸形，其他则病情相对稳定。

※ 体格检查：阴茎背侧（多位于阴茎远端 1/3）可见皮下硬结，单发或多发，直径为 0.6 ~ 6.0cm，质地坚硬或韧而有弹性，位置较固定，局部肤色正常，表面无破溃。

※ 超声显示：PD 可表现为阴茎海绵体背侧紧邻处中 - 低回声结节，外形不规则，边界欠清，与两侧白膜相延续，内部回声欠均匀，或为强回声斑块，呈线状或外形不规则，后伴声影。CDFI 显示阴茎背动脉由于受 PD 的挤压，而流速减低，频谱异常。以下是一些 PD 相关的声像图（图 3-32-2 ~图 3-32-6）：

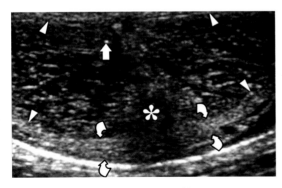

图 3-32-2 阴茎短轴切面

PD 累及阴茎海绵体间隔（＊）及背侧（曲箭头）的白膜，不均增厚，回声减低欠均匀。△：正常白膜，箭头：微小钙化灶（无关）

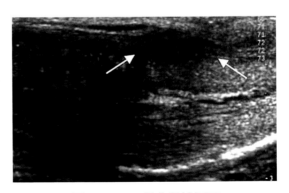

图 3-32-3 阴茎长轴切面

PD 呈低回声结节（箭头）

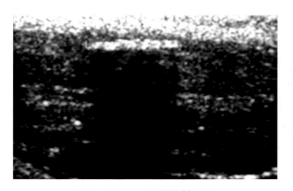

图 3-32-4　阴茎长轴切面

PD 呈线状强回声，伴声影，直径约 1.3cm

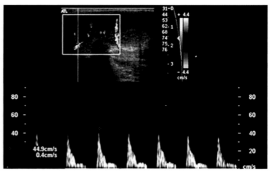

图 3-32-5　（正常对照）健康男性勃起时频谱图

阴茎背动脉频谱：PSV：44.9cm/s，RI > 0.90

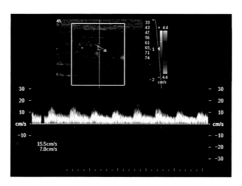

图 3-32-6　PD 患者阴茎背动脉频谱图

PSV：15.5cm/s，RI：0.55，波峰后移

第三十三节　不洁的印记，冲动的代价

※ 病例介绍：患者男性，33 岁，主因"发现阴茎肿物 10 余天"就诊，近几日明显增大，无疼痛或发热。患者主诉 2 个月前曾有冶游史。体格检查：阴茎背侧近冠状沟处菜花样肿物，突出体表，略低于肤色，直径 2cm，质地韧，不可移动，无压痛或破溃。

※ 超声显示：阴茎冠状沟旁中低回声，范围约 2.1cm×0.6cm，外形呈菜花样，边界尚清，与阴茎相连处边界欠清，内部回声欠均匀（图 3-33-1）。

※CDFI 显示：中低回声内血流信号丰富，呈枝杈样，可见滋养血管主干，可探及动脉频谱，PSV：52cm/s，RI：0.52（图 3-33-2 ~图 3-33-4）。

※ 超声显示：阴茎冠状沟旁实性结节（血流丰富），请结合病史分析。检查此类患者时，请注意个人及仪器防护，操作时带手套，探头套避孕套，操作后对接触区域进行清洁消毒。

随后，外科给予手术切除，术后大体标本形态呈毛刺状，病理回报：（阴茎肿物）符合尖锐湿疣（condyloma acuminatum，CA）。

※病例讨论：CA 又称生殖器疣（genital wart），是由人乳头瘤病毒（HPV）感染引起的，以疣状病变为主要表现的性传播疾病。该病传染性极强，治疗复发率高，病情反复，故称不洁的印记，挥之不去，并且还会严重影响患者的正常生活，可谓冲动的代价。

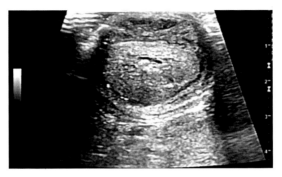

图 3-33-1　二维超声显示阴茎冠状沟旁可见菜花样的中低回声，边界清，内部回声欠均匀

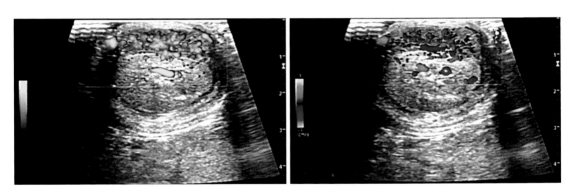

图 3-33-2　CDFI 显示中低回声内血流丰富，呈枝杈样分布

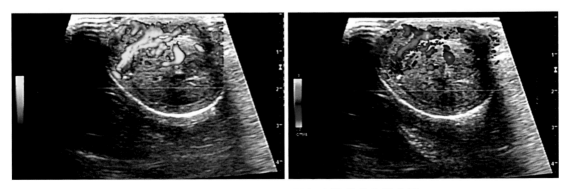

图 3-33-3　CDFI 显示可见粗大的滋养血管主干

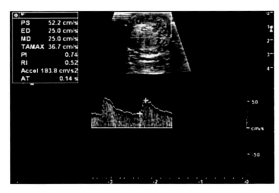

图 3-33-4 滋养血管主干内可探及动脉频谱

PSV: 52cm/s, RI: 0.52

10% 的 HPV 感染者会发展出 CA，其中以 6 型和 11 型 HPV 为著（16 型和 18 型 HPV 则容易引起宫颈癌）。CA 的常见发病年龄为 20 ~ 40 岁，感染原因多为：①不安全性行为；②性伴侣感染史；③与 CA 患者存在密切接触史；④新生儿母亲为 HPV 感染者。CA 往往出现于 HPV 感染后 3 周至 8 个月之后，平均潜伏期 3 个月，男性好发于阴茎和阴囊，女性则好发于会阴部、阴道和宫颈，特殊性嗜好者可发生于口腔、肛周、肛管和直肠。

CA 早期皮损表现为局部细小的丘疹，针头至绿豆大小，短期内增大或增多，并向周边扩散和蔓延，发展为乳头状、菜花状。皮损可呈红色、灰白色或棕黑色。少数患者可因免疫功能低下，而导致疣体巨大，称为巨大型 CA。CA 患者一般无自觉症状，少数可有瘙痒、疼痛、异物感或烧灼感。此外，部分还可出现破溃、出血或感染等并发症（图 3-33-5）。

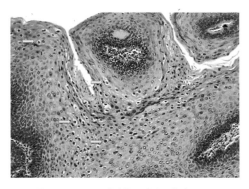

图 3-33-5 尖锐湿疣细胞病理图

鳞状上皮细胞组成的复杂乳头状结构，内可见挖空细胞（箭头），HE 染色，× 400，图片非本例

在临床上，可以通过醋酸白试验来鉴别是否存在 CA 亚临床感染：亚临床感染的皮肤肤色正常，当涂抹 5% 的醋酸溶液后，可呈现出边界清晰的发白区域，即醋酸白试验（+）。

在显微镜下，CA 很独特，表现为由分化好的鳞状上皮细胞组成的复杂乳头状结构，伴挖空细胞形成（空泡化的幼稚细胞，核大深染），及间质淋巴细胞浸润（主要为 CD4[+] 淋巴细胞）（图 3-33-5）。

※ 阴茎 CA 的超声特点：

（1）疣体突出于阴茎体表，除与阴茎相连的基底部边界不清外，其余相连处（非直接相连）虽不平整（类似波浪状），但边界清晰，且相邻的阴茎头部有受压变形的表现。

（2）疣体内部回声不均匀，且低于阴茎头部回声。

（3）CDFI 显示疣体内血流丰富，呈枝杈样分布，可见粗大的滋养血管主干，相比恶性肿瘤的滋养血管，CA 供血异常丰富，也导致短期内疣体迅速增大，甚至数量增多；疣体供血丰富可能与 CA 是由真皮乳头层局部受 HPV 激惹而异常增殖形成有关，而不像恶性肿瘤那样由单一异常细胞增殖而成。

（4）频谱多普勒显示滋养血管主干内可探及动脉频谱，流速不低（52cm/s），且 RI 不高（0.52），与很多恶性肿瘤的 PW 表现也有所区别。

第三十四节　与众不同的产后急性右下腹痛

※ 病例介绍：患者女性，37 岁，因"剖宫产后 1 周，突发右下腹疼痛 1 天，较难忍受，伴低热"就诊，既往 7 年前有慢性阑尾炎病史。体格检查：患者右下腹反跳痛（+），腹肌紧张（-）（图 3-34-1）。

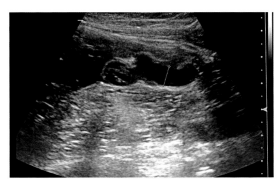

图 3-34-1　病变区声像图

※ 超声检查：使用仪器为西门子 S2000，配备探头为扇形探头 4V1 和线阵探头 9L4。检查开始时，使用 4V1 探头进行全腹检查，于右侧附件区见低回声区，CDFI 显示低回声区内无血流信号。考虑到患者体型中等偏瘦，病变区距体表 3～4cm，患者反跳痛明显，但对压痛尚可忍受，可尝试使用 9L4 探头进行局部病变的细节观察。遂切换 9L4 探头进行局部细节检查，发现低回声区为走行迂曲的管状结构盘绕而成，较宽处约 8mm，管腔内充满不均匀低回声（图 3-34-2）。CDFI 显示管状结构内未见明显血流信号，而与病变区相邻处类似管状结构内可探及静脉血流信号，部分充盈欠佳，色彩偏暗（图 3-34-3，图3-34-4）。

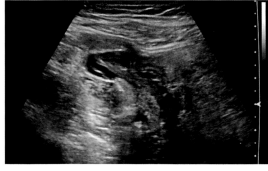

图 3-34-2　迂曲扩张的管状结构，内充满不均低回声

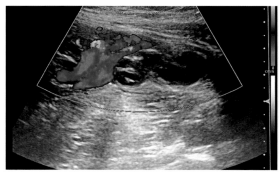
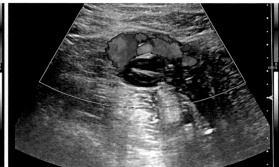

图 3-34-3　病变区 CDFI 表现

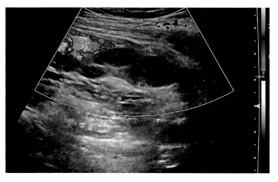

图 3-34-4　CDFI 显示管状结构内未探及明显血流信号

结合病史及所见，超声提示有卵巢静脉血栓形成的可能，将结果告知主管医师，急查凝血功能，并对腹腔大静脉及分支、下肢深静脉等容易形成血栓处进行筛查，均未再发现形成血栓之处（图3-34-5，图3-34-6）。

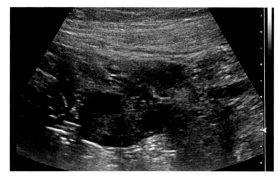 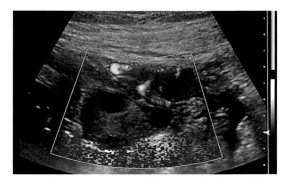

图 3-34-5 复查超声显示右侧卵巢恢复正常　　图 3-34-6 CDFI 显示右侧卵巢静脉腔内血流信号基本恢复

※ 检查所见：肝大小形态正常，表面光滑，实质回声前方增强，后方衰减，血管影欠清晰。门静脉前后径约 1.0cm。胆囊大小形态正常，壁光滑，腔内未见明显异常回声。胆总管上段前后径约 0.5cm。

胰腺大小形态正常，胰管未见明显扩张。脾脏不大（长径及厚度正常范围，肋下未及），内部回声均匀。脾静脉内径约 0.5cm。

双肾大小形态正常，被膜光整，内部结构未见明显异常。双侧输尿管未见明显扩张。膀胱欠充盈。右附件区可见管状低回声，走行迂曲，较宽处约 0.8cm，腔内未见明显静脉血流信号。

※ 检查结果：

（1）右附件区管状低回声，卵巢静脉血栓形成？建议进一步检查。

（2）轻度脂肪肝，建议治疗后复查。

※ 凝血功能回报：D- 二聚体升高，为 5615ng/ml，临床立即给予抗凝治疗，D- 二聚体数值逐渐下降，8 天后恢复正常范围。与此同时，患者右下腹疼痛症状逐渐缓解，未再出现发热现象（表 3-34-1）。3 周后复查超声，右侧卵巢恢复正常，患者无不适主诉。

表 3-34-1 该患者 D- 二聚体检查

检查项目	参考范围	单位	第一日	第三日	第六日	第八日
D- 二聚体	0 ~ 500	ng/ml	5615	2460	844	433

※ 病例讨论：产后卵巢静脉血栓（postpartum ovarian venous thrombosis，POVT），是产后少见而严重的并发症，最早由 Austin 于 1956 年首次报道，近些年有个案报道。

POVT 发病率低，为 0.002% ~ 0.05%，剖宫产发病率高于自然分娩，双胎高于单胎。POVT 通常发生于产后 2 ~ 15 天，大多数发生于右侧卵巢静脉，为 80% ~ 90%，未及时治疗可能并发严重发生症，如下肢静脉血栓、肺栓塞、休克等，危及患者生命。

POVT 病因尚未明确，Virehow 提出的三大致病因素的认可度较高，包括血液处于高凝状态、血液流速缓慢、血管内皮损伤。

右侧卵巢静脉容易形成血栓的原因：首先，需了解一下卵巢静脉的解剖：卵巢静脉起自双侧卵巢，最初以蔓状静脉丛缠绕同侧卵巢动脉，逐渐上行各汇成一支。双侧卵巢静脉紧贴腰大肌上行，右侧以锐角汇入下腔静脉，左侧以直角汇入左肾静脉（图 3-34-7）。

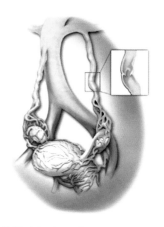

图 3-34-7　卵巢静脉解剖示意图，右侧放大图显示静脉瓣
引自《奈特人体解剖学彩色图谱》

其次，要了解为什么右侧受累较多，右侧卵巢静脉较对侧长，妊娠期间，右旋的子宫容易压迫右侧卵巢静脉，妊娠晚期，明显增大的子宫压迫腹主动脉及肠系膜上动脉，导致两者夹角减小（即胡桃夹现象），导致左肾静脉回流受阻，静脉血由左侧卵巢静脉逆流入右侧卵巢静脉，导致右侧卵巢静脉的淤滞、曲张，尤其当内径≥8mm，应考虑存在卵巢静脉增宽、扩张。以上原因联合作用，导致右侧卵巢静脉更容易出现血栓。

※POVT 的临床表现：最常见为发热（80%），多为高热，血培养（-），对抗生素不敏感；其次是腹痛（66%），多为持续性疼痛，位置固定，可伴腰痛，有文献报道，足月产产后 2 天为发病高峰期，90% 发生于产后 10 天之内。此外，部分患者还可触及腹部痛性包块（46%），但由于卵巢静脉位置较深，往往指向性较差。由以上 3 种主要临床表现可知，POVT 症状无特异性，对医师的误导性强，需要鉴别的疾病多，容易误诊和漏诊。

超声作为简便、高效的影像学诊断方法，在 POVT 的诊断中首当其冲，虽然有文献报道超声诊断 POVT 的敏感性仅 52%，远低于 CT，更别说金标准血管造影。

※POVT 的超声表现：患侧卵巢静脉（位于腰大肌前方）呈迂曲扩张的管状结构，腔内充满中、低回声，CDFI 腔内无静脉血流信号。如患者腹部条件较好，可上延追溯至静脉的汇入部，或下行追溯至静脉丛。治疗后，卵巢恢复正常，卵巢静脉内径减小至正常范围，腔内血栓回声消失，CDFI 腔内可探及静脉血流信号。

※ 小结：POVT 罕见，没有特异性的临床表现，却又可引发严重的并发症，在遇到产后腹痛患者时，务必提高警惕，优先排查有无 POVT 的可能。

第三十五节　破裂的巨大卵巢黏液性囊腺瘤

※ 病例介绍：患者女性，21 岁，因"阴道流血 18 天，腹胀 6 天不适"就诊检查。无明显腹痛，无畏寒、发热，无心悸、呼吸困难等，无恶心呕吐，大小便正常，精神尚可，体重无明显变化。遂行超声检查。家族史：母亲患有黑斑息肉综合征，因癌变已去世，父亲患有精神病。余病史及查体无特殊。

※ 超声显示：子宫：呈前位，前后径约 2.7cm，实质回声均匀，未见团块回声，宫内膜厚约 0.5cm（双层），宫腔未见分离及异常回声。附件：左侧卵巢显示，大小形态正常，右侧卵巢不显示。盆腔：子宫后方探及最大径约 5.0cm 的液性区。腹腔：腹腔内探及巨大混合回声，范围约 16.9cm×10.1cm×18.7cm，上至脐部以上，向下主要分布于右下腹及右附件区，局部向左附件区延伸，形态不规则，边界不清，以大小不等的囊性团块为主，团块间还可见片状不规则高回声实性成分，CDFI 显示实性部分内可见点状或条状血流信号，PSV：49.7cm/s，RI：0.63。腹腔另可探及大量液性区，较深处约 12.9cm。

※ 超声诊断：腹腔内混合性占位，来源于右附件肿瘤性病变、卵巢多房性黏液性囊腺瘤（癌）、还是其他？

超声图片分享（图 3-35-1~图 3-35-4）。

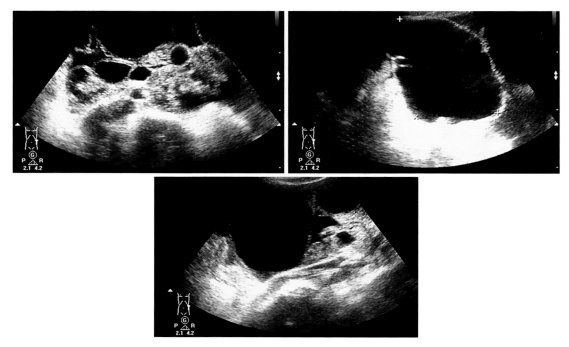

图 3-35-1　腹腔可探及混合回声，以大小不等的囊性为主，
团块间还可见片状不规则高回声实性成分

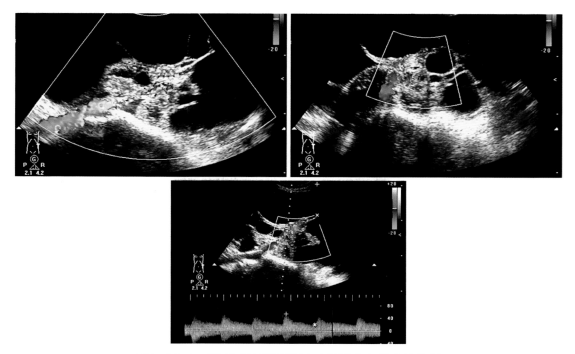

图 3-35-2　CDFI 显示稍强回声上可见点条状血流信号

PSV：49.7cm/s，RI：0.63

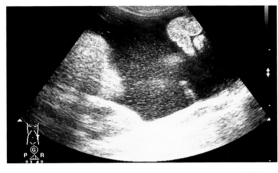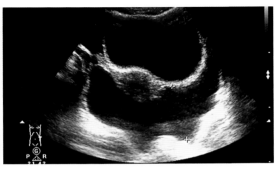

图 3-35-3　腹腔、盆腔可见大量液性区，透声欠佳，可见多发点状高回声悬浮

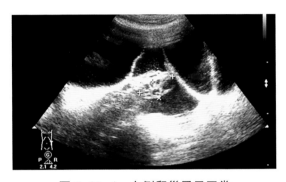

图 3-35-4　左侧卵巢显示正常

※ 其他相关辅助检查：

（1）增强 CT：胃窦部胃壁欠光整、稍不规则增厚，可见小结节样软组织密度影向胃腔内突入，最大直径约 2.5cm，增强后明显强化；中下腹腔及盆腔内多个大小不等囊性水样低密度影，病灶部分融合，最大者约 12.0cm，囊壁薄、较均匀，增强后，囊壁明显强化，提示：腹盆腔大量积液；中下腹腔及盆腔囊性水样低密度影，性质待定，胃窦部肿瘤性病变并卵巢转移（库肯勃瘤）？卵巢囊腺瘤？其他？

（2）实验室检查：血常规、肝肾功能、电解质、女性激素、肿瘤标志物、乙肝标志物、血细胞、结核抗体等均无明显异常。

（3）胃肠镜：均见多发大小不等扁平及丘状息肉，局部可见带蒂分叶状息肉，最大者约 4.5cm。

患者完善检查后，在全麻下行右侧附件切除术 + 盆腔粘连松解术。

※ 术中所见：盆腔内可见淡黄色黏液性腹水共计约 4000ml，大网膜局部与右侧附件紧密粘连，右侧卵巢增大，表面可见多个大小不等的囊肿，直径 5～10cm 不等，表面光滑，子宫前位，略小，质中，左侧卵巢略增大，约 5cm×4cm×2cm，剖视未见异常，双侧输卵管外观未见异常（图 3-35-5）。术中出血 50ml，腹水涂片：未见癌细胞。

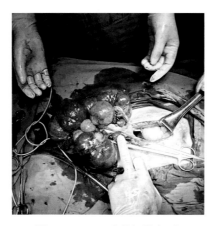

图 3-35-5　手术切除标本

※ 术后：冻后组织及病理提示："右侧附件"为多房性黏液性囊腺瘤。

※ 腹水原因：请教妇产科主任，因术中见腹水为淡黄色黏液性，且查细胞学未见癌细胞，故考虑腹水为囊肿破裂，液体流入腹腔所致。

※ 知识回顾：卵巢黏液性囊腺瘤属于上皮来源的肿瘤，是卵巢中常见的肿瘤之一，分为浆液及黏液性囊腺瘤两种，其中黏液性囊腺瘤较浆液性囊腺瘤少。

卵巢黏液性囊腺瘤好发于 25～40 岁的育龄期妇女，一般较大，为多房囊肿样伴子囊多，且大小不等，子囊密度差异可接近，可近似水样密度，因囊液含黏蛋白，也可呈高密度，所以 CT 值较黏液性高。卵巢黏液性囊腺瘤的囊壁光滑，囊壁和分隔薄厚不均，但厚度不超过 3mm，囊壁和间隔出现钙化。

肿瘤较小时，临床症状不明显，常是体检发现腹部肿块。出现症状时，肿瘤已巨大，可出现腹胀、腹痛及压迫症状，如尿频、尿急等，腹部可扪及肿块，阴道不规则出血少见。

一般来说，黏液性囊腺瘤体积较浆液性囊腺瘤大，边缘光滑，多数可见分隔，分隔或多或少，房腔大小不一，囊内见点状强回声，或一部分房腔内见点状强回声，另一部分房腔内为无回声，部分囊壁或分隔上有乳头状突起。

※ 鉴别诊断：

（1）皮样囊肿：振动探头后可有脂液分层。

（2）巧克力囊肿：巧克力囊肿一般有痛经史，一般不超过 9cm，囊壁厚薄不均，往往和周围组织粘连，子宫被囊肿粘连挤压常出现其特有的压迹，而黏液性囊腺瘤一般较大，无痛经史。

（3）盆腔炎性包块：病灶一般边缘模糊，或周围脂肪间隙模糊，表现为盆腔内单发或多发的囊性包块，囊壁较厚，内壁较光滑，无内壁结节，内见散在气体影。

（本病例由四川省成都市温江区人民医院超声医学科刘婷医师提供）

第四章

血管超声

第一节 少年郎，鼓起勇气"追求"一次"美丽"的颈动脉分叉吧！

颈动脉，超声医师再熟悉不过了，无论是初次接触血管超声的年轻超声医师，还是久经历练的高年资超声医师，都会经常和它打交道。

虽然经常"眉来眼去"，颈动脉却依旧"犹抱琵琶半遮面"，"拒人千里"，从不轻易示人以完美之分叉（同时显示颈内动脉和颈外动脉两分支）。相比之下，股总动脉则友好的多，深浅两分支总会如约而至。

只有一种情况，颈动脉分叉最容易显示：即当颈内、外动脉为前后关系（两者连线垂直于体表）时，常规短轴扫查颈总动脉，上延直至颈总动脉移行为颈内、外动脉，颈内、外动脉为前后关系，垂直于体表（与垂线夹角为0°）（图4-1-1）。颈动脉长轴和CDFI均显示颈动脉分叉（图4-1-2，图4-1-3）。

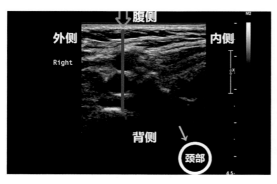

图 4-1-1　颈总动脉短轴

蓝色箭头为探头声束方向

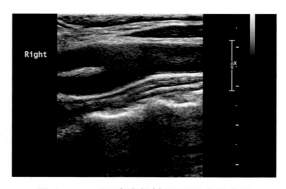

图 4-1-2　颈动脉长轴显示颈动脉分叉

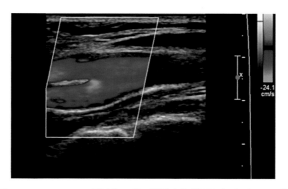

图 4-1-3　CDFI 可见一张"漂亮"的颈动脉分叉图像

然而，很多情况下，颈内、外动脉并非前后关系，如何显示颈动脉分叉？颈总动脉短轴：上延直至颈总动脉移行为颈内、外动脉，发现颈内、外动脉为平行关系，两者连线平行于体表（与垂线夹角为90°）（图4-1-4）。将探头向颈外侧移动（注意：期间务必一直让颈动脉位于图像中央），直至蓝色箭头所示探头位置，旋转探头直至显示颈动脉长轴，发现颈动脉分叉再次出现（图4-1-5，图4-1-6）。

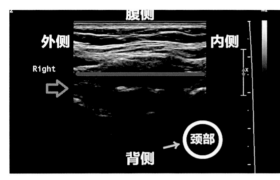
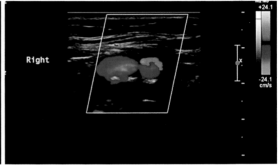

图 4-1-4　颈总动脉短轴声像图

蓝色箭头为探头声束方向

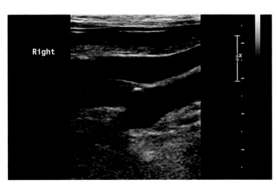
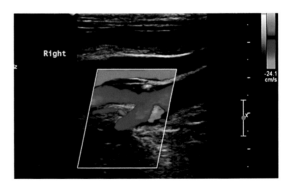

图 4-1-5　调整探头，再次发现颈动脉分叉　　　图 4-1-6　CDFI 再次显示颈动脉分叉

其实原理很简单，只是人为地调整探头角度，使颈内、外动脉再次形成前后关系，然后旋转探头，自然可以再次显示颈动脉分叉了！

还有更不易显示颈动脉分叉的情况，颈总动脉短轴：上延直至颈总动脉移行为颈内、外动脉，发现颈内、外动脉为错位关系，且连线与垂线夹角大于90°（图4-1-7）。

这时将探头尽可能的向外后方移动（必要时让患者侧身），直至蓝色箭头所示探头位置，艰难地旋转探头直至显示颈动脉长轴，终于颈动脉分叉又出现了（图4-1-8，图4-1-9）。

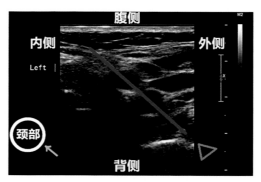

图 4-1-7 颈总动脉短轴声像图

蓝色箭头为探头声束方向

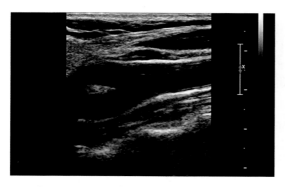

图 4-1-8 颈动脉长轴显示颈动脉分叉

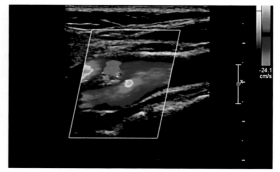

图 4-1-9 CDFI 显示颈动脉分叉

其实，日常工作中，并无必要完美地显示颈动脉分叉，完全可以通过微微侧动探头，分别观察颈内动脉和颈外动脉的情况，快速而高效地完成颈动脉检查工作。

练习寻找和显示颈动脉分叉，更多地是练习探头长短轴切换的技巧，以及帮助超声医师理解长短轴切换时空间变化的特点，这对加深与超声探头的感情，以及对二维声像图的理解，多有裨益。

第二节 小插曲：爱钻山洞的小火车——椎动脉

椎动脉像是长不大的孩子，热衷于穿过一个又一个的山洞，找寻自己的乐趣。椎动脉很俏皮，自锁骨下动脉上后壁发出后，沿途一路玩耍，穿过 C1 ~ C6 颈椎横突孔，最终经枕骨大孔入颅，两支汇为一支（基底动脉），与颈动脉共同筹备 Willis 环豪华套餐，为软绵绵的大脑宝宝提供充足的血供和营养。椎动脉长轴右侧椎动脉的走行，穿过 C2 ~ C6 颈椎横突孔（图4-2-1），短轴显示右侧椎动脉的走行，越过 C7 颈椎横突穿过 C2～C6 颈椎横突孔，因横突及神经根的干扰，追踪较为困难（图4-2-2）。

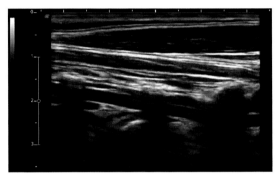

图 4-2-1　椎动脉长轴声像图

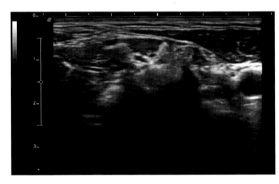

图 4-2-2　椎动脉短轴声像图

椎动脉淘气的性格（爱钻山洞），给超声医师带来不小的困扰：厚实的颈椎横突严严实实的遮挡住了其间的椎动脉，使之只能在超声图像上间断显示，无法很好地通过血管短轴进行追踪。不仅如此，穿梭于横突前结节与后结节间的神经根，也会时不时分散超声医师的注意力，为调皮的椎动脉打掩护，始终溺爱着它们的小伙伴。

为时刻监护这顽皮的椎动脉，笔者特将其穿越各颈椎（C2～C7）横突孔时的图像抓拍下来，以供大家日常工作参考（图4-2-3）（以下各图的探头方向均为右颈侧方横切，且指向颈后方）。

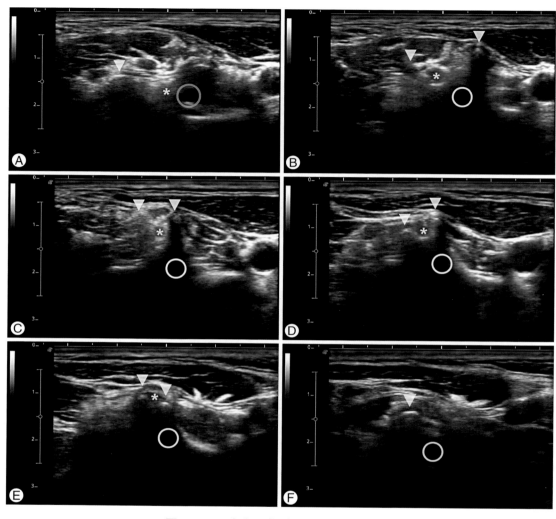

图 4-2-3　各段颈椎横切面水平的椎动脉

○：椎动脉所在位置，*：神经根。A. 第七颈椎横切面水平的椎动脉（▲：颈椎横突后结节）；B. 第六颈椎横切面水平的椎动脉（▲：颈椎横突前结节或后结节）；C. 第五颈椎横切面水平的椎动脉（▲：颈椎横突前结节或后结节）；D. 第四颈椎横切面水平的椎动脉（▲：颈椎横突前结节或后结节）；E. 第三颈椎横切面水平的椎动脉（▲：颈椎横突前结节或后结节）；F. 第二颈椎横切面水平的椎动脉（▲：颈椎横突）

第三节　揭秘：令人困惑的椎动脉
——先天性椎动脉变异之起源和走行异常

※ 病例介绍：患者男性，56岁，因"突发晕厥"就诊，收住院。

※ 超声显示：左锁骨下动脉起始段局部为中低回声填充，局部血流纤细、混叠，走

行异常（图 4-3-1），频谱多普勒显示左锁骨下动脉起始段流速明显增高，达 682.9cm/s，频谱线呈毛刺样改变，频宽增宽，频窗消失（图 4-3-2）。

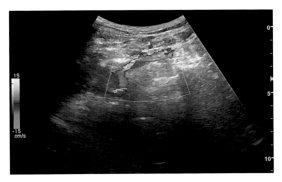

图 4-3-1　左锁骨下动脉声像图

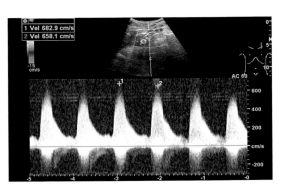

图 4-3-2　左锁骨下动脉频谱图

一般情况下，严重的锁骨下动脉狭窄，理应引起其远端分支血流及频谱的异常，最为常见的是出现锁骨下动脉窃血，即同侧椎动脉出现双向或反向血流信号，频谱亦出现切迹、双向或反向表现，血流由 Willis 环等处不同程度的反流入椎动脉，以弥补锁骨下动脉狭窄后所致的上臂等部位的供血不足。而此例却很特别，血流多普勒显示左侧椎动脉血流呈红色，朝向探头，向头侧流动，与同侧颈总动脉一致。频谱多普勒亦表现正常，左侧椎动脉流速正常，未出现双向或反向（图 4-3-3）。

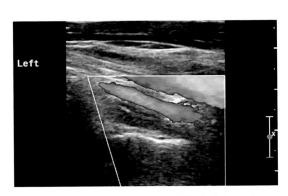

图 4-3-3　CDFI 显示左侧椎动脉内血流

这位患者的双侧椎动脉均存在走行异常，CDFI 长轴显示走行异常的右侧椎动脉，穿入 C4 颈椎横突孔（图 4-3-4），CDFI 长轴显示走行异常的左侧椎动脉，同样穿入 C4 颈椎横突孔（图 4-3-5）。

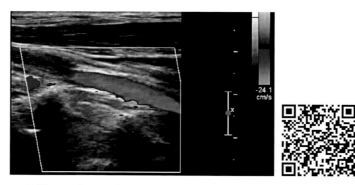

图 4-3-4　长轴显示走行异常的右侧椎动脉，穿入 C4 颈椎横突孔

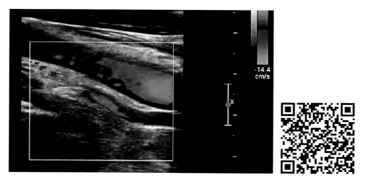

图 4-3-5　长轴显示走行异常的左侧椎动脉，同样穿入 C4 颈椎横突孔，
相比对侧走行更为迂曲

※CTA 检查提示：

（1）左侧锁骨下动脉重度狭窄。

（2）左侧椎动脉起源异常，起自主动脉弓。

（3）双侧椎动脉走行异常，自第四颈椎横突孔穿入。

需要注意的是：放射科有可能只提示左侧锁骨下动脉重度狭窄，而未提示椎动脉先天性异常，还需自行查阅文献或询问放射科医师了解椎动脉的具体情况。

※ 相关知识：先天性椎动脉变异之起源及走行异常。

对于全身上下的诸多血管来说，变异时常出现，毕竟这是人类进化的原动力。而对于椎动脉而言，变异会产生微妙的变化，引人思索回味。

椎动脉走行异常：正常情况下，椎动脉自锁骨下动脉发出，由 C6 颈椎横突孔穿入，期间为第一段椎前段，而椎动脉穿过 C6 ~ C1 横突孔为第二段椎间段，横突对椎动脉起到良好的支撑和保护作用；再往上，椎动脉自 C1 寰椎穿出、经枕骨大孔入颅，还能分成两段：寰椎段和颅内段，二维超声一般不易观察。超声检查时重心放在椎前段和椎间段。

椎动脉从高位颈椎横突孔穿入（C5 ~ C2），椎前段过长，由于缺乏骨性结构的支撑和保护，容易受惊（因颈部活动而出现旋转移位，刺激交感神经兴奋、诱发椎动脉痉挛，致使椎 – 基底动脉供血不足），患者易晕倒（出现头晕、晕厥等神经系统症状）。

　　※ 小贴士：椎动脉穿入横突孔位置异常，约占正常人群的 5%，最常见于 C5（> 50%），其次为 C4（> 20%），而穿入 C3、C2 则少见，单侧椎动脉穿入位置异常最多见（约占80%），其中左大于右，双侧穿入位置异常约占 20%。

　　椎动脉起源异常：正常情况下，双侧椎动脉均起自锁骨下动脉上后壁，与胸廓内动脉起始部隔河（锁骨下动脉）相望。而起源异常的椎动脉，大多数发生在左侧（> 95%），且大多数起自主动脉弓（图 4-3-6）。

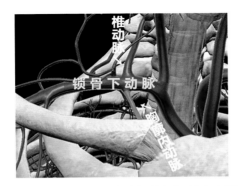

图 4-3-6　正常椎动脉起始部解剖示意图

引自《Grant 解剖学图谱》

　　不再起源于左侧锁骨下动脉，对于左侧椎动脉来说未必不是好事，就如本例所示，虽然左侧锁骨下动脉存在严重的狭窄，左侧椎动脉却未受其波及，自始至终马力全开地为颅内供血供养。长轴显示左侧椎动脉变异，起自主动脉弓，起始部位于左侧颈总动脉及左侧锁骨下动脉之间，穿入 C4 颈椎横突孔（图 4-3-7），短轴显示左侧椎动脉变异，起自主动脉弓，穿入 C4 颈椎横突孔（图 4-3-8）。短轴显示右侧椎动脉变异，起自右侧锁骨下动脉，同样也穿入 C4 颈椎横突孔（图 4-3-9）。

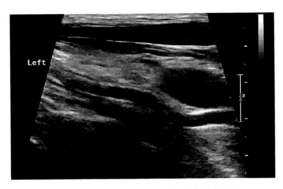

图 4-3-7　左侧椎动脉长轴声像图

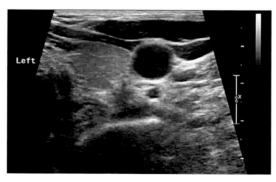

图 4-3-8　左侧椎动脉短轴声像图

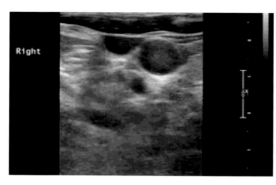

图 4-3-9　右侧椎动脉短轴声像图

第四节　胰腺"身后"的血管们

　　腹部超声横切面显示胰腺后方三层血管（图 4-4-1），CDFI 显示腹部短轴切面血流（图 4-4-2）。

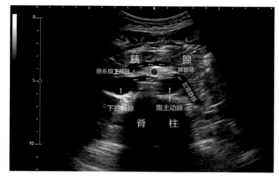

图 4-4-1　腹部横切面声像图

○：肠系膜上动脉

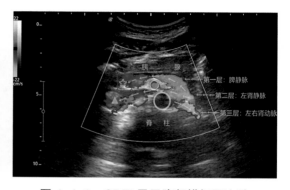

图 4-4-2　CDFI 显示腹部横切面血流

○：肠系膜上动脉；○：腹主动脉；☆：肠系膜上静脉，△：下腔静脉

第一层血管，是紧贴于胰腺背侧的脾静脉。脾静脉走行的曲度与胰腺有很高的契合度，二者唇齿相依，清晰地勾勒出胰腺后缘轮廓。脾静脉承载着来自脾脏的静脉血，于胰头背侧与几乎垂直上行的肠系膜上静脉相聚，汇合成门静脉，随后转向身体的右上方，注入肝之中。

第二层血管，是位于肠系膜上动脉与腹主动脉之间的左肾静脉。

肠系膜上动脉和腹主动脉如同一双筷子，由身体头侧向足侧夹住左肾静脉，以致此处静脉通道拥狭，流速陡升，血流混叠。此处即著名的胡桃夹"湾"，若夹角小于30°，临床存在运动后血尿，需考虑该病，必要时身体过伸位15分钟后再度检查"湾"（图4-4-3）。左肾静脉经过胡桃夹"湾"后，流速渐缓，最终注入身体回心的"主河道"下腔静脉。

第三层血管，是紧邻于脊柱的左右肾动脉。

左右肾动脉形如"小姑娘的辫子"，在胰腺背侧投影区分出（图4-4-4）。不同于上述两层血管由身体左侧向右侧流动，左右肾动脉均发出于腹主动脉，而流向身体两侧，呈绚丽的蓝色。肾动脉狭窄好发于左右肾动脉起始部，平时检查时，还需专门观察此处血流充盈情况和流速，以做出准确判断。

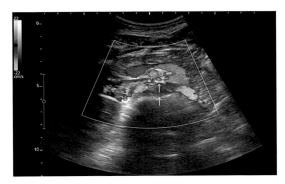

图4-4-3　胡桃夹"湾"处高速的静脉血流

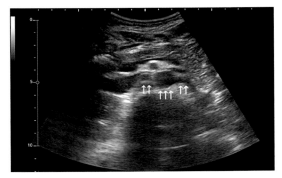

图4-4-4　左右肾动脉的发出部位基本与胰腺长轴处于同一水平（箭头）

右肾动脉发出后不久，便从下腔静脉背侧穿行而过，随后注入右肾之中；左肾动脉则走行简单得多，发出没多久便到达左肾了。

第五节　腹主动脉"四兄弟"——"老大"腹腔干

腹主动脉家有四位兄弟，它们勤勤恳恳，努力为腹部各器官提供充足的血供和营养。（其实还有老五睾丸动脉，超声不易观察，在此略过。）

自腹主动脉从横膈的主动脉裂孔穿出后，"老大"腹腔干即迫不及待的从腹主动脉的前壁向前发出，随后"白鹤亮翅"般分出左右两支（即第一个"海鸥征"，图 4-5-1，图 4-5-2），右支为肝总动脉，左支则为脾动脉，腹腔两大实性脏器肝和脾脏，都是腹腔干的忠实"客户"，唇齿相依。不仅如此，胃也得到能干实在的腹腔干的"照顾"，专程发出一支胃左动脉为之供血供养。其实，胃右动脉也算是腹腔干的小分支，其发出于肝固有动脉，而后者是肝总动脉的延续；胃左动脉和胃右动脉沿胃小弯"漫步"，不久便相逢一处，相互吻合（图 4-5-3）。

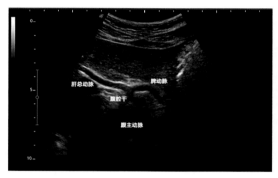

图 4-5-1　二维短轴切面声像图

腹腔干从腹主动脉前壁近垂直向前发出，随后分出左右两支，呈"展翅之海鸥"，第一个"海鸥征"

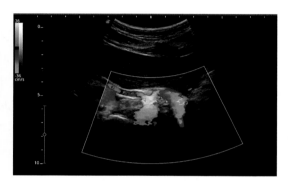

图 4-5-2　CDFI 显示"一只美丽的海鸥"

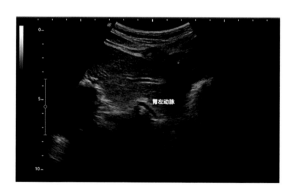

图 4-5-3　二维短轴切面声像图

探头略倾向头侧，避开腹腔干分叉处，显示胃左动脉长轴，发出后旋即向身体左侧走行，发往胃小弯

空腹情况下，腹腔干 PSV ≥ 200cm/s，提示狭窄 > 70%。无论空腹还是餐后，腹腔干的血流频谱均表现为低阻频谱，这是因为腹腔干主要供应的是肝和脾，远端阻力较低。

第六节 腹主动脉"四兄弟"——"老二"肠系膜上动脉

自"老大"腹腔干发出没多时,"老二"肠系膜上动脉按捺不住,也随即从腹主动脉前壁发出,随后向身体足侧移行,形成第二个"海鸥征",一只侧翼飞翔的大鸟(图 4-6-1,图 4-6-2)。肠系膜上动脉行进途中不断分支,供应空肠、回肠和大部分的结肠。

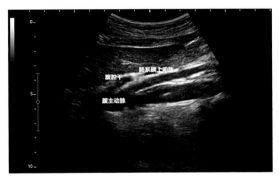

图 4-6-1 二维纵切面声像图

肠系膜上动脉从腹主动脉前壁发出,与"先飞"之腹腔干共同组成"侧翼之海鸥",即第二个"海鸥征"

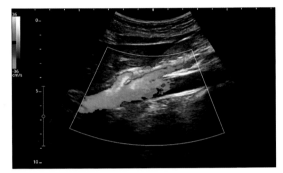

图 4-6-2 CDFI 显示"一只侧翼飞翔的大鸟"

肠系膜上动脉之所以重要,不只是因为它负责诸多肠管的供血,还因为其与腹主动脉间的夹角,当角度 < 30°,位于夹角间的左肾静脉可能因此受压,而导致胡桃夹综合征,此外夹角中还有十二指肠水平部,它也可能受压而导致十二指肠淤滞症。

胡桃夹综合征,又称左肾静脉受压综合征,诊断还须参考左肾静脉受压段及左肾静脉远心段内径的比值。静息状态下,远心段:受压段 > 3,且脊柱后伸位 20 分钟复测,远心段:受压段 > 4,受压段被进一步挤压。脊柱后伸位的实现方法,比较简单的是在患者腰部垫枕头,其次是让患者靠墙踮脚立,后者患者可能会比较辛苦一些,但无须占用床位。

空腹情况下,肠系膜上动脉 PSV ≥ 275cm/s,提示狭窄 > 70%。空腹时,肠系膜上动脉呈高阻频谱;而进食后,则呈低阻频谱,增加对肠道的供血。有研究表明,肠系膜上动脉(或腹腔干)PSV:腹主动脉 PSV > 3.5,高度提示该动脉狭窄 > 60%。

第七节 腹主动脉"四兄弟"——"老三"肾动脉

"老三"肾动脉与两位大哥不一样，并非从腹主动脉前壁发出，而侧出于两翼，短轴上如同"小姑娘的辫子"，发出位置则略低于"老二"肠系膜上动脉，"三位哥哥"发出点均靠身体头侧，而位置相近，呈"争先恐后"之势（图 4-7-1，图 4-7-2）。

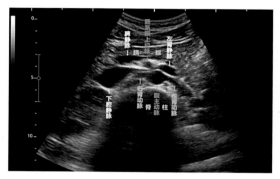
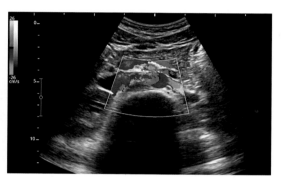

图 4-7-1 腹部横切面显示肾动脉"小辫子"，
以及周围血管

图 4-7-2 CDFI 显示"小姑娘的两条蓝色
小辫子"

然而，由于左肾动脉发出点略高于右肾动脉，"辫子征"并非次次都能很好地现出来，往往需要侧动探头分别观察两条"辫子"；而且，肾动脉位处腹膜后深方，检查容易受肠气干扰，空腹检查更有利于肾动脉的显示。

肾动脉 PSV ≥ 180cm/s，提示狭窄 > 60%。此外，肾动脉 PSV：腹主动脉 PSV ≥ 3.0，亦提示狭窄 > 60%。（当腹主动脉有大分支时，该处管腔内血流情况会变得复杂，因此可以选择肠系膜上动脉发出点远端 1cm 处进行腹主动脉 PSV 的测量，此处血流多为层流，较为稳定。）

当肾动脉出现严重狭窄时（≥ 70% ~ 80%），狭窄远心端将出现"小慢波"（parvus-tardus waveform），为一种"迟缓矮小"的单峰波，加速度时间 ≥ 70ms（图 4-7-3）。

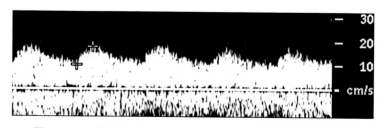

图 4-7-3 "小慢波"预示着近心端动脉可能存在严重狭窄

第八节 腹主动脉 "四兄弟" —— "老四" 肠系膜下动脉

比起 "三位哥哥"，"老四" 肠系膜下动脉则较为腼腆而神秘。与 "三位哥哥" 争先恐后从 "母亲" 腹主动脉发出不同，"年幼" 的肠系膜下动脉在 "母亲" 腹主动脉快要分为左右髂总动脉时（距离分叉处约 4cm，体表投影则位于脐上约 1 指水平），才姗姗的离开 "母亲"。

收拾行囊即将出发的肠系膜下动脉，选择和 "大哥"、"二哥" 同样的启程方式，从腹主动脉前壁 "一跃而出"，开始一段自己的行程。腼腆羞涩的 "大男孩"，就算离开 "母亲" 怀抱，也未曾远离一步；自发出后，肠系膜下动脉迅速向左后方移动，回到 "母亲" 腹主动脉旁，伴其下行，念念不舍（图 4-8-1，图 4-8-2）。

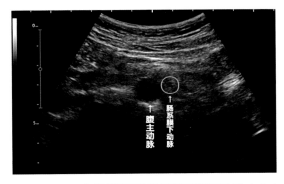

图 4-8-1 腹部横切面显示肠系膜下动脉（○）与腹主动脉相伴而行

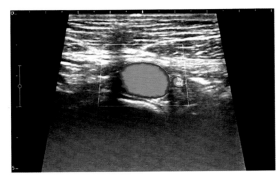

图 4-8-2 CDFI 显示肠系膜下动脉彩色血流更明亮

"世界那么大，有妈的地方才是家。" 肠系膜下动脉心里总惦记着这句话。

肠系膜下动脉是 "纤瘦" 的。虽然外界一直猜测它与 "二哥" 肠系膜上动脉一般结实强壮、孔武有力，而实际上，它的 "体形"（直径）只有肠系膜上动脉的 1/2～2/3。肠系膜下动脉与肠系膜上动脉共同承担着大小肠的供血和供养。虽然体瘦，却不体弱，"老四" 肠系膜下动脉毅然承担起横结肠（左 1/3）、降结肠（全部）、乙状结肠（全部）及直肠（上部）的供应任务，和 "哥哥们" 一样，自始至终兢兢业业，尽心尽责（图 4-8-3，图 4-8-4）。"老四" 肠系膜下动脉的发出点距离 "三位哥哥" 有段距离，探头由上至下探查（图 4-8-5），可从脐部向上探查，能更快地探查到肠系膜下动脉，但是要注意的是，务必找到肠系膜下动脉的发出点，因为下行的肠系膜上动脉其实与肠系膜下动脉相距不远，容易误追踪成肠系膜上动脉（图 4-8-6）。

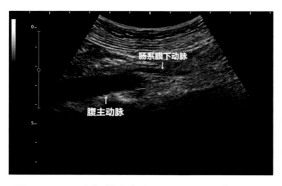

图 4-8-3　腹部纵向斜切面显示肠系膜下动脉从腹主动脉前壁发出后，迅速向左后方移行

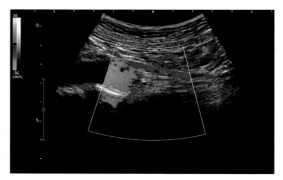

图 4-8-4　CDFI 显示肠系膜下动脉内血流情况，注意有无血流充盈缺损或混叠等管腔狭窄征象

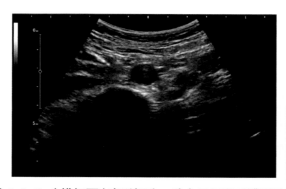

图 4-8-5　（横切面）扇形探头：动态显示肠系膜下动脉

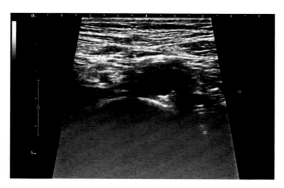

图 4-8-6　（横切面）线阵探头：动态显示肠系膜下动脉

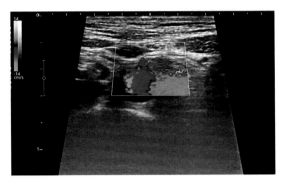

图 4-8-7　CDFI 显示肠系膜下动脉内血流情况，"日月相辉映"

　　"兄弟俩"肠系膜上、下动脉虽然有各自的业务范围，平日各自奔波劳碌，却未曾疏远过联系，经常交流感情，它们之间有着广泛的联系，称为边缘动脉（the marginal artery of drummond），是兄弟间的羁绊，当一方供血不足时，另一方即刻倾囊相助，兄弟感情可见一斑。故肠系膜上、下动脉慢性缺血往往不会造成广泛的肠道缺血坏死，而急性缺血则会，毕竟远水救不了近火，防患于未然非常重要的。

　　超声医师须谨慎对待不典型腹痛，擦亮双眼，细致甄别，不漏过任何一处潜在的"火情"。

第九节　揭秘：为伊消得人憔悴，这缕"红颜"它是谁？

　　检查中"无意"邂逅这缕"红颜"，横卧于"玉带"般的下腔静脉"江底"，圆润而"波动"，究竟是谁？

　　下腔静脉长轴切面，可见深方一管状结构的横切面，内充盈动脉血流信号，还可见该动脉位于脊柱强回声前方，胃及下腔静脉深方，与下腔静脉以接近 90° 相交错（图 4-9-1）。

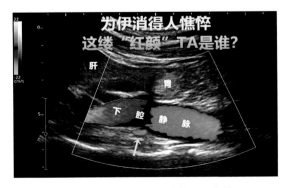

图 4-9-1　下腔静脉长轴切面声像图

其实,它是超声医师一位熟悉的老友:右肾动脉!右肾动脉和下腔静脉在空间中相互毗邻,彼此擦身而过,似乎行如陌人,冥冥之中两者有不可抹去的、必然存在的联系:

(1)受伤时,它们贯通彼此的脉络:外伤等因素,很可能打通右肾动脉与下腔静脉彼此之间的联系,形成右肾动脉 – 下腔静脉瘘,于右上腹及腰背部可闻及连续的隆隆样血管杂音。

在超声上,表现为右肾动脉与下腔静脉间异常通路形成,CDFI 内部血流混叠,可探及高速动脉血流信号,与其他动静脉瘘一样,呈低阻动脉频谱,通常 RI < 0.5,甚至可低至 0.3 ~ 0.4。

这无意中形成的血管短路,会产生两方面影响:①本应流向右肾的动脉血被分流入下腔静脉,肾灌注不足,引发右肾功能异常,乃至萎缩;②大量的分流血涌入下腔静脉,导致回心血量增加,若量较大,患者年长体弱,可引发心力衰竭,乃至全身多器官衰竭。

(2)变异时,它们交换彼此的身位:绝大多数情况下,温润宽厚的下腔静脉始终如一的站在"纤纤女子"右肾动脉身前,安抚她那因青春年少而躁动的心灵。

而极少的情况下,两者身份会错位。此时,右肾动脉会横跨于下腔静脉"江"之上,身材虽纤小,却朝气满满的右肾动脉,会将身后的下腔静脉"壁咚"于脊柱之上,引发下腔静脉综合征(inferior vena cava syndrome,IVCS)。致使下肢静脉回流受阻,曲张淤滞,双下肢乃至会阴部、阴囊肿胀,合并静脉炎,还可出现皮肤改变,如瘙痒、皮疹等;胸腹壁静脉曲张,形如上沿攀行的爬山虎,特点鲜明。

此外,由于右肾动脉起始部位置高于右肾静脉汇入部,可致右肾静脉回流受阻,形成高压,肾灌注减少,逐步引发肾功能不全,乃至肾衰竭。

第十节 心怀冠脉的胸廓内动脉(乳内动脉)

胸廓内动脉(internal thoracic artery,ITA),又称乳内动脉(internal mammary artery,IMA),原本籍籍无名于胸前,并无主动脉、大隐静脉等兄长们那般显赫的名声,却因一日千里救心于水火而获赏识,荣登冠状动脉搭桥之榜首,深得心胸外科各名家巧手之宠爱。

胸廓内动脉起自锁骨下动脉,其发出点与椎动脉相对(图 4-10-1)。

探头横置于右锁骨上(关注深度 1.5cm 处),首先显示锁骨下动脉长轴,探头向上翘,可见椎动脉起始部短轴,探头向下翘,显示胸廓内动脉起始部短轴,向下走行于锁骨下静脉深方紧邻处(图 4-10-2)。

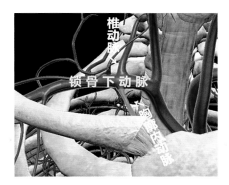

图 4-10-1　胸廓内动脉解剖示意图

引自《Grant 解剖学图谱》

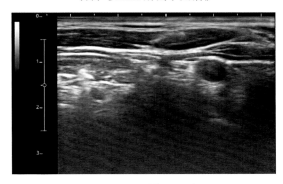

图 4-10-2　锁骨下动脉

　　胸廓内动脉日益高涨的声望，让贵为兄长的大隐静脉颇含微词。论出道、论地位、论体量，大隐静脉在血管界那都是泰斗级的存在，位高权重，心里多少容不下这位新进的小兄弟，总想设计将其一军。故一日，大隐静脉设下鸿门宴，邀胸廓内动脉赴宴，一同舞剑宴席之上，比一比谁的搭桥效果好。

　　探头置于胸骨旁纵切，距胸骨约 1cm 处，显示胸廓内动脉长轴，走行于肋软骨（短轴呈椭圆形低回声）深方紧邻处，其深方为肺的胸膜线（线样强回声）（图 4-10-3）。

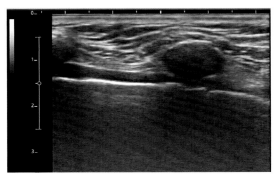

图 4-10-3　胸骨旁纵切声像图

　　孰不知胸廓内动脉身材虽小，却武艺精湛，内修前列腺素，具备扩张血管、抗血小板凝集的能力，外练身形，拥有与冠状动脉相近的身形（内径 2~3mm），乃至桥接得当，匹配相宜，且不易出现硬化和栓塞，远期通畅率远优于前辈大隐静脉，胜负昭然若揭。

　　探头置于胸骨旁横切，显示胸廓内动脉短轴，可见胸廓内动脉为两条静脉伴行，三者同一水平。前方紧邻处一闪而过的低回声，为肋软骨长轴。两条伴行的胸廓内静脉，多于第二、三、四肋或肋间隙水平，合并为一支，上行汇入头臂静脉，即无名静脉（图 4-10-4）。短轴显示胸廓内动脉及其伴行的两条胸廓内静脉，形似交通路口的红绿灯（图 4-10-5）。

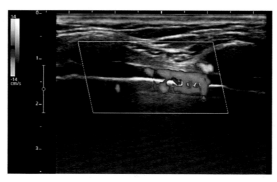

图 4-10-4　胸骨旁横切声像图

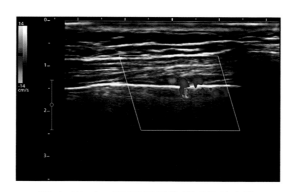

图 4-10-5　CDFI 显示胸廓动静脉血流

　　原本胜券在握的大隐静脉到头来却将了自己一军，一时颓然不振，无地自容，心想少不了要被胸廓内动脉一顿冷嘲热讽，不由得一阵叹息。

　　频谱多普勒：胸廓内动脉呈典型的三向波形：收缩期高尖的正向波，随后出现一个小的弹性负向波，之后为舒张期低平的正向波。胸廓内动脉流速一般为 50~100cm/s，流速随测量肋间的下移而逐渐降低，RI 一般为 0.80~1.00（图 4-10-6）。

然而，大度的胸廓内动脉不计前嫌，倒反劝说起大隐静脉：兄长，冠状动脉搭桥少不了您，我虽在身形（内径）、内力（前列腺素）上略占优，但体量却远不如您（胸廓内动脉全长仅15~26cm）（图4-10-6），横贯下肢，威震一方，遇上三支病变等疑难杂症，还有赖您大显身手，请多多指点和帮助！

胸廓内动脉远端移行为腹壁上动脉和肌膈动脉，前者继续下行于腹直肌深方紧邻处，而后者则走行于肋弓深方，向外下方移行（图4-10-7）。

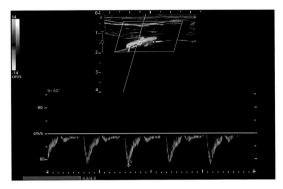

图4-10-6 胸廓动脉频谱图

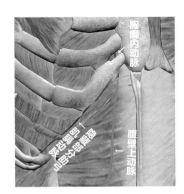

图4-10-7 胸廓内动脉远端两分支解剖示意图
引自《Grant解剖学图谱》

听完胸廓内动脉一席肺腑之言，大隐静脉淤滞良久的心结总算散开。两血管相视一笑泯恩仇，立下誓约，一同为守护心之通道，戮力前行。

第十一节 奔跑吧血管：小小腹壁下动脉的大志向——穿支

腹壁下动脉（inferior epigastric artery，IEA），是腹股沟房地产公司的一名小职员，兢兢业业却默默无闻，每日负责给前来租房的腹腔租客们安排房间。职位虽小，公司却给IEA配了个响亮的胸牌：内部房产顾问。

不知情的人因此认为IEA是公司的内部核心人员，遇上它是运气，能得到大实惠；也有人认为IEA是董事长髂总动脉家亲戚，现在虽在大堂经理髂外动脉管辖之下，总有一日会飞升上去，成为公司的实权之管，云云。每每听到这样的言论，IEA总笑而不语悄然而去，留给众人诸多遐想的空间。

前来租房的客人们有的囊中羞涩，有的袋有盈余，IEA总能给它们找到合适的房间。若来的是前庭饱满，四平八稳的富贵租客，IEA会将它们精心安排入住内侧主屋的直疝套间，房间宽敞明亮，视野开阔，租客满意，点赞好评自然也不会少，奖金也会多些；若来的是拖家带口，身无长物的贫苦租客，IEA 也不会刻意的刁难，秉着职业的操守，带它们去前外侧回廊的斜疝隔间，房间虽小，位置绕远，却也遮风挡雨，算是个栖身之所。

虽时有拖欠房租嵌顿于疝内之徒，需呼叫手术驱赶出屋，IEA 在公司的日子终归是平平淡淡的，波澜不惊。

每日，IEA 处理完公司事务后，都会从公司（位于繁华的腹股沟韧带 CBD 的中内三分之一处）回到它远郊的家中（位于郊区腹直肌中外三分之一深方），深耕自己的一亩三分地（腹直肌），累了就躺在腹直肌后鞘席梦思上，思索自己心中小小的梦想，期待平淡日子能绽放出绚烂的光芒。

有时，IEA 也会做远途修行，去看望大哥腹壁上动脉（SEA，二者间有吻合支），听它讲述胸廓内动脉那些辉煌的冠脉搭桥的故事。

机会总会留给有准备的血管。长久以来，外科专家们一直在寻觅一种更优良的皮瓣，希望它能像已在运用的肌瓣那样拥有良好的血供，又希望不伤及取材区的肌组织、最大限度的保护取材区功能，避免副损伤。

在尝试诸多明星血管失败后，专家们意识到皮瓣界不能再固步自封，拘泥于现有血管，应深挖草根阶层，寻觅隐秘在管海中的神秘巨星（图 4-11-1，图 4-11-2）。

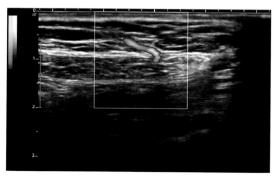

图 4-11-1　腹壁下动脉全程示意图，终以穿支到达皮肤

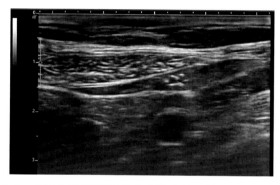

图 4-11-2　CDFI 显示腹壁下动脉的穿支，搏动有力，供血充足

一场举世瞩目、旷日持久的海选开始了（20 世纪 50 年代至 90 年代）！海选入选要求很简单，拥有直达皮肤的血管。

皮肤的供血主要有两种方式： 动脉先分支到肌肉等其他组织，再分更小的分支至皮肤，间接供血；动脉经肌肉等组织间直达皮肤，直接供血。这两种血管在皮肤深层相互吻合，形成皮下血管丛。

后者供血更为重要，是深度挖掘新型皮瓣的关键，专家们还为这种血管起了个冲劲十足的名字：Perforator，译名穿支血管，期待它能穿透迷雾，直达光明。

海选持续的进行着，一根又一根的血管被刷下，有的甚至没有获得任何导师一次转身……

时间最终来到 IEA 打算参加海选的那一刻（距离海选开始已过 30 余年，20 世纪 80 年代至 90 年代）。

IEA 经过细心的筹备，终于做出重要的决定，参加海选。凭借多年深耕腹直肌沉淀的实力，其貌不扬，甚至有些瘦小的 IEA 一下给在场的导师们展示了双侧多达 6 根，直径 5~9mm，且搏动有力的粗壮 Perforator（一侧 1~3 根），惊艳全场，一时风光无限，获得众多专家们的追捧，其主导的皮瓣被称为 DIEP Flap，与同期出道的旋股外侧动脉主导的 ALTP Flap，称为皮瓣界的双子星，红极一时。

一炮走红的 IEA，并未沉溺其中，而是又回到了腹股沟房地产公司，继续做着安排直疝屋和斜疝屋的工作，任劳任怨，仿佛一切都未曾发生过。后有管问起此事，IEA 笑了笑，淡然地说：每一份工作都是值得去认真做的，不在于高低贵贱。

说完再次悄然而去，留下一脸惘然的众血管。

第十二节　文献：颞动脉炎和"晕环征"

颞动脉炎（temporal arteritis，TA），又称为巨细胞动脉炎，是一种累积中大型血管的慢性血管炎，其主要累及颈部的血管分支，特别钟情于颞动脉及眼部的供血动脉，而对其他血管影响较小（图 4-12-1）。TA 主要影响年龄 > 50 岁、平均年龄 72 岁的中老年患者。

TA 最严重的并发症是视力丧失，往往是不可逆的。患者极少出现休克，甚至死亡。患者出现脑缺血现象往往和硬膜外的椎动脉、颈动脉病变有关，而与颅内血管病变的关系较少（图 4-12-2）。

美国风湿病学会（American College of Rheumatology）为 TA 制定了五条诊断标准：①发作年龄 ≥ 50 岁；②新发作的局限性的头痛；③颞动脉搏动减弱或消失；④血沉（ESR）

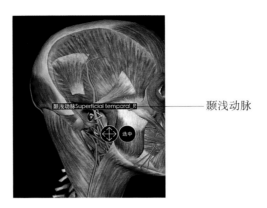

颞浅动脉

图 4-12-1　颈部的血管示意图

引自《Grant 解剖学图谱》

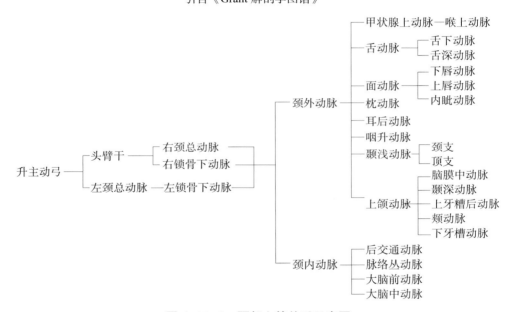

图 4-12-2　颈部血管关系示意图

> 50mm/h，并且活检提示坏死性动脉炎。以上五条标准，满足三条诊断 TA 的灵敏性
94%，特异性 91%。凡 ≥ 50 岁的中老年患者，出现无原因的发热、乏力、消瘦、贫血、
血沉 > 50mm/h；新近发生的头痛、视力障碍（黑蒙、视力模糊、复视、视力下降、失明）；
其他头部供血不足征象，如咀嚼暂停、耳鸣、眩晕等；出现风湿性多肌痛（PMR）症候群
等均应考虑有无 TA。颞动脉活检是诊断 TA 的金指标。近些年，超声作为 TA 的影像学诊
断的方法越来越被人们所接受。

　　※ 病例介绍一：患者女性，80 岁，因"近 1 个月出现双侧颞部疼痛、咀嚼暂停、复
视，近 1 周视力逐渐下降，左眼为著"就诊。

　　※ 超声显示：颞浅动脉腔内探及低回声晕，厚为 0.6 ~ 0.9mm（图 4-12-3）。

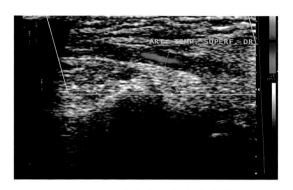

图 4-12-3　该患者颞浅动脉声像图

※ 病例介绍二：患者女性，65 岁，因"近 2 个月出现广泛的头痛、咀嚼暂停、颈部、肩部及腰部僵硬疼痛、体重下降"就诊。

※ 超声显示：颞浅动脉所有分支腔内探及低回声晕（短轴呈"晕环征"），晕厚0.3～1.1cm，且左颞浅动脉主干水平出现狭窄（图 4-12-4）。

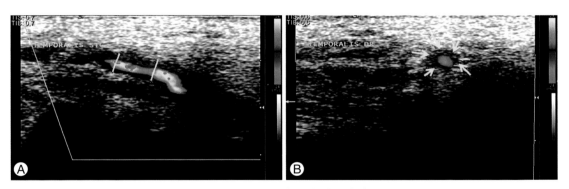

图 4-12-4　该患者颞浅动脉声像图

A. 颞浅动脉长轴显示血流；B. 颞浅动脉短轴显示颞浅动脉（箭头）

※ 病例介绍三：患者女性，72 岁，高血压，因"突然出现眩晕、共济失调、恶心呕吐、清醒时呃逆"等就诊。

※ 颈部超声显示：颈动脉水平未见狭窄，右椎动脉（V1 及 V2 水平）管壁明显增厚（向心性增厚），最厚 3.6mm（图 4-12-5）。超声检查医师第一印象为椎动脉夹层，随后发现右颞浅动脉亦存在同类型的增厚，厚 0.7～1.1mm，遂考虑动脉炎。活检发现多核巨细胞以及肉芽肿形成，证实为 TA。

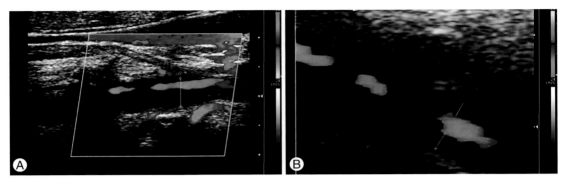

图 4-12-5　该患者颈部声像图

A. 右椎动脉；B. 右颞浅动脉

第十三节　文献：搏动的唇缘——唇恒径动脉

　　唇恒径动脉（caliber-persistent labial artery，CPLA），是指上、下唇动脉主干在向唇部黏膜下组织延伸时，管径未减小（正常应逐渐缩小），而维持管径不变所形成的一种血管异常。CPLA 在体格检查时，常表现为无症状或伴有溃疡的丘疹样皮损，通常位于下唇。CPLA 容易被误认为恶性肿瘤，而在穿刺活检或进行手术时，导致严重的出血。Howell 和 Freeman 研究发现，年龄大于 40 岁的人群，CPLA 的发病率约为 3%。

　　※ 病例介绍：患者女性，65 岁，因"发现下唇结节 10 年"就诊，该结节逐年增大，无症状，无溃疡。外院皮肤科考虑该结节有恶性可能，怀疑为基底细胞癌，建议穿刺活检，遂来院就诊。入院体格检查：下唇中线处可触及无痛结节，质地偏软，移动度尚可，有轻微搏动感，局部肤色无明显改变（图 4-13-1）。

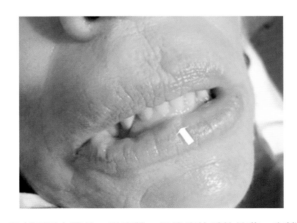

图 4-13-1　患者下唇中线处一无症状、无溃疡的质软结节，有搏动感（箭头）

　　遂行超声检查，所使用的探头为 7~15MHz 高频变频探头，检查时多垫耦合剂。

　　※ 超声显示：下唇中线处见粗大管状无回声结构，长约 21.7mm，宽约 2.3mm，由深方口轮匝肌向唇表面延伸，走行迂曲，考虑为异常血管结构，血管壁未见明显增厚，管壁无钙化或斑块（图 4-13-2，图 4-13-3）。

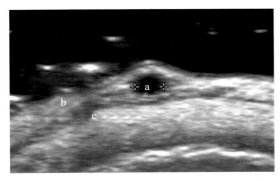

图 4-13-2　下唇长轴横切面显示一无回声圆形结构，位于高回声的真皮层内，其后方弧形低回声为口轮匝肌

a：无回声圆形结构，b：真皮层，c：口轮匝肌

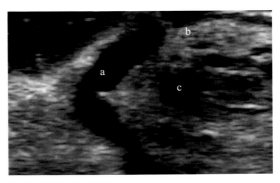

图 4-13-3　下唇短轴矢状面显示迂曲的无回声管状结构，穿过下唇各层结构至唇表面

a：无回声管状结构，b：真皮层（高回声），c：口轮匝肌（低回声）

　　※ CDFI 显示：管状无回声腔内充盈动脉血流信号，可探及动脉频谱，PSV：9.5cm/s。周边软组织包括皮层、口轮匝肌均正常，无明显肿胀，亦未发现类似血管结构或动静脉短路。

　　※ 超声提示：下唇无回声血管样结构，考虑 CPLA（图 4-13-4，图 4-13-5）。

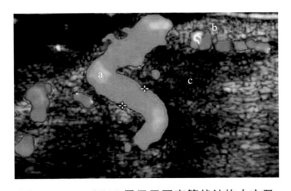

图 4-13-4　CDFI 显示无回声管状结构内充盈血流信号，走行迂曲，直径明显宽于周边血管，且周边真皮层及口轮匝肌内未探及类似异常血管结构

a：无回声管状结构，b：真皮层，c：口轮匝肌

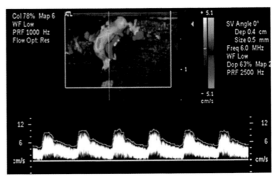

图 4-13-5　频谱多普勒于上述管状结构内探及动脉频谱

PSV：9.5cm/s，RI：0.53

得知超声结果后，临床及时终止计划中的穿刺活检，避免了可能出现的术中严重出血，改为定期门诊随诊，患者随访中并无不适主诉。

※ 病例讨论：CPLA，最早由 Howell 和 Freeman 于 1973 年描述，而由 Mikó 于 1980 年命名。已报道的 CPLA 病例年龄在 20～88 岁，其中 50～59 岁居多，男女比例约为 1 : 1，以下唇多见。

CPLA 通常无症状，有时可合并出血或溃疡。该病常于体格检查口轮匝肌时被发现，常表现为实性、隆起、质软结节，呈线状或丘疹状，皮色正常或呈蓝色，有时可搏动。

随着患者年龄的增长，CPLA 的搏动感可越发明显，可能是血管粥样硬化所致。此外，CPLA 可表现为慢性、反复的溃疡，这往往是局部缺血所致。CPLA 容易被误诊，Lovas 报道多例 CPLA 被误诊为鳞状细胞癌、黏液囊肿、硬化型涎腺炎等。

CPLA 需要与诸多血管或非血管病变相鉴别，包括血管瘤、假动脉瘤、静脉曲张、黏液囊肿、刺激性纤维瘤、硬化型涎腺炎，以及基底细胞癌和鳞状细胞癌，而 CPLA 特有的搏动感及超声表现，均有助于与其他疾病相鉴别。

第十四节　文献：争议的颈动脉痛

Fay 于 1927 年第一次使用 carotidynia 来描述颈动脉痛。基于 carotidynia 的临床特征以及无血管结构异常的特殊性，在 1988 年被列为一个独立的疾病分类。但之后诸多头颈部综合征导致的颈动脉疼痛并没有以上的特点，以致出现诸多不同的观点，意见始终不能统一，2014 年 carotidynia 被国际头痛协会（International Headache Society，IHS）取消了作为一个独立的疾病分类的资格。至今，carotidynia 依旧是一个充满争议的并且缺乏充分理解的疾病诊断。笔者报道的病例为 carotidynia 作为炎性疾病中的一员提供依据。

※ 病例介绍：患者男性，55 岁，因"突然出现的右侧颈部疼痛以及中等程度的肿胀"就诊，耳鼻喉科专家怀疑为甲状腺炎。化验室检查（包括血常规、血沉、C 反应蛋白、风湿因子、乙肝及丙肝病毒、HIV、梅毒等）均无异常。无明确外伤病史。

※ 超声显示：右侧颈动脉外侧壁局部增厚，厚约 7mm（图 4-14-1），且能量多普勒提示血管壁内能量信号明显增多，然而颈动脉管腔并无明显的狭窄（图 4-14-2），频谱多普勒呈正常波形。CTA 未发现异常，而 MRI 显示右侧颈总动脉远端周边呈弥漫性的中等程度的强化。18FDG-PET-CT 显示右侧颈总动脉远端局部示踪剂 18FDG 摄取增加，提示局部葡萄糖代谢增加（图 4-14-3）。无夹层动脉瘤表现或其他上肢血管形态学上的异常。临床给予阿司匹林 100mg/d 治疗。治疗 5 天右侧颈部肿胀消退，同时，局部增厚的血管壁也逐渐消退，并且于第五十五天完全恢复正常（图 4-14-4）。

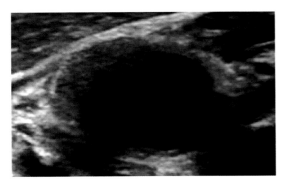

图 4-14-1　二维超声显示右侧颈动脉外侧壁局部不均匀增厚，回声减低

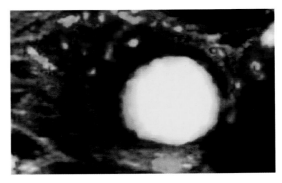

图 4-14-2　能量多普勒超声显示局部增厚的血管壁内能量信号明显增多，能量信号充盈

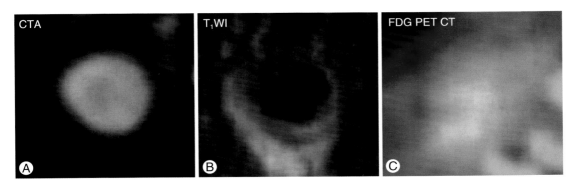

图 4-14-3　该患者右侧颈部影像资料

A.CTA 未见异常；B.T₁WI 提示右侧颈总动脉远端周边软组织强化；C.PET-CT 提示局部葡萄糖代谢增加

结合临床病程及影像学表现明确最终诊断为：局灶性的颈动脉炎（carotitis）导致的 carotidynia。

※ 病例讨论：Stanbro 回顾了 22 例 carotidynia 病例，临床表现及影像学表现均相似，包括颈动脉血管壁的增厚以及血管旁软组织的强化，为 Carotidynia 的特征性表现，其中 13 例超声显示受累颈动脉旁局灶的软组织肿胀。

本例病例中，笔者发现颈动脉鞘局部增厚，影响颈动脉血管壁的全层（内中膜及外膜），这在超声、MRA、PET-CT 均有所体现。能量多普勒超声所发现的增厚血管壁内的丰富能量信号提示颈动脉壁内存在潜在的局灶性炎症。Upton 曾报道过一例行颈动脉内膜剥脱术的病例，最后证实为受累颈动脉壁内的活动性炎症，而非动脉粥样硬化，Farage 也有类似的报道，外科手术病理回报为颈动脉鞘内的炎性假瘤。Carotidynia 患者局灶性增厚的颈动脉血管壁，往往是自限性的，就如本例及 Stanbro 的 22 例中所见。笔者支持 Stanbro 的观点：carotidynia 或局灶性自发性 carotitis 可作为描述局灶性痛性颈动脉壁肿胀增厚的恰当称谓。

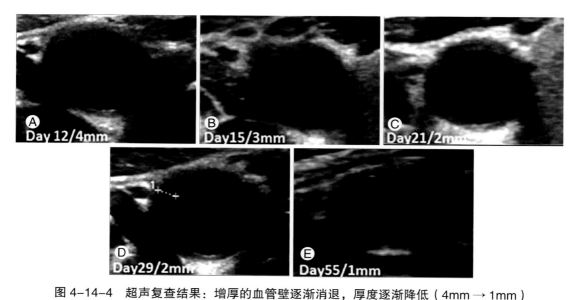

图 4-14-4 超声复查结果：增厚的血管壁逐渐消退，厚度逐渐降低（4mm → 1mm）

就诊当日为第一天。A. 第十二天时，血管壁厚度为 4mm；B. 第十五天时，血管壁厚度为 3mm；C. 第二十一天，血管壁厚度为 2mm；D. 第二十五天时，血管壁厚度为 2mm；E. 第五十五天时，血管壁厚度为 1mm

第十五节 文献：超声在颈内静脉置管术中的应用

中心静脉置管有数个潜在的并发症，包括误穿动脉甚至将导管置入动脉。笔者在此报道一例超声发现的紧邻颈内静脉的粗大甲状腺下动脉。

※ 病例介绍：患者女性，58 岁，既往有尚未确诊的甲状腺肿大，将行肝切除术。计划麻醉后，通过右颈内静脉进行中心静脉置管。操作前行超声检查，短轴切面显示环状软骨旁见一粗大动脉紧邻颈内静脉内侧，直径接近同侧颈总动脉。该血管起源于锁骨下动脉，并向甲状腺下极延伸，由此分析该血管为甲状腺下动脉。同时提示：甲状腺增大，血流增多，源于甲状腺下动脉。此外，颈总动脉于颈内静脉下方紧邻处走行。由以上几条分析，于该侧置管风险大，容易误穿动脉，故将穿刺目标改为左颈部的颈内静脉，降低风险（图 4-15-1）。

颈内静脉穿刺过程中，误穿甲状腺动脉并不常见，但是会造成严重的并发症。Jeganath 等曾报道一例中心静脉置管术中误穿甲状腺动脉的病例。在对合并有甲状腺疾病的患者进行中心静脉穿前，常规的使用超声进行甲状腺区域的扫查，可以降低误穿动脉的风险。

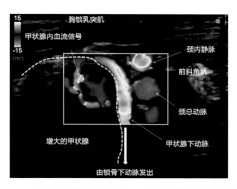

图 4-15-1　本例中潜在的风险 – 粗大甲状腺下动脉（△）

第十六节　文献：佩 – 施综合征与胸廓出口综合征

佩 – 施综合征（Paget-schroetter syndrome，PSS），又称受挫性静脉血栓症（effort thrombosis）。最早由 James Pagett 于 1866 年提出静脉血栓导致上肢疼痛及肿胀的观点，Leopold von Schrötter 则于 1901 年进一步将临床症状与腋静脉和锁骨下静脉血栓相关联，因此该病最后被命名为 Paget–Schroetter syndrome。

PSS 并不多见，以腋静脉、锁骨下静脉血栓形成为主要表现。PSS 常见于年轻、健康人群，男性比女性多见，常突发于剧烈运动或过度活动之后，与颈肩部解剖结构（如胸廓、锁骨）异常有关。PSS 的发病机理为颈肩部的骨骼、韧带、肌肉的异常解剖结构或运动，导致锁骨下静脉在锁骨及第一肋骨水平处受压，反复的压迫致使血管内皮损伤，激活机体的凝血机制，最终导致静脉管腔内血栓形成。PSS 的临床表现各异，与静脉血栓的累及范围及形成时间的长短有很大关系，早期诊断有一定难度；然而，PSS 与肺栓塞又有着千丝万缕的联系，早期诊断又尤为重要。以上两点结合起来，可见对于急诊临床医师及超声医师来说，PSS 是块硬骨头，须谨慎对待。

※ 病例介绍：患者男性，37 岁，主因"右手第四、五指刺痛及烧灼感 2 天"急诊就诊，患者描述感觉就像是"将手肘磕到桌子角"一般。次日，患者发现右腋下出现 1 个痛性包块，而远端肢体并无疼痛，也无肿胀或肤色异常，无发热、胸痛、气短。患者回忆起的唯一可能诱因是其出现症状前进行的常规举重训练。另外，患者为医疗辅助人员，最近一段时间承担抬非常重的抬担架工作。否认既往史及外伤史。患者就诊时，无痛苦面容，生命体征正常。

※ 体格检查：右腋下可触及 1 个大小 2 ~ 3cm 的包块，可移动，有触痛感，周围无硬结、红斑、皮温升高或渗液，右上肢未触其他包块，且无脉搏异常、肿胀、运动减弱或毛

细血管充盈时间延长。神经检查发现右手尺神经分布区感觉显著减退，特别是右手第四和第五指，余肢体无异常。

※ 急诊床旁超声显示：右腋下可见 1 个扩张的囊性无回声区，内见多发细点样高回声漂浮，局部加压可压瘪（图 4-16-1）。

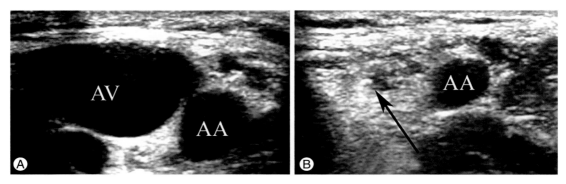

图 4-16-1

AV：腋静脉，AA：腋动脉。A.扩张的腋静脉与腋动脉毗邻；B.局部探头加压，腋静脉可压闭（箭头）

※CDFI 显示：无回声区内可探及血流信号，明确该无回声结构为扩张的右侧腋静脉，而腔内漂浮的细点样高回声和扩张的静脉腔内血流缓慢、停滞有关（图 4-16-2，图 4-16-3）。在扫查右上肢其余深静脉时，发现右侧锁骨下静脉腔内有血栓形成，腔内静脉血流信号充盈缺损（图 4-16-4）。由于受到锁骨遮挡，无法进一步探头加压鉴别，此时也不宜加压。血管外科会诊后给予肝素静脉滴注。后于影像中心复查双上肢动静脉超声，与急诊床旁超声相符，为右侧锁骨下静脉近心端急性非闭塞性血栓，向右侧无名静脉延伸（无名动脉，即头臂干，只有右侧，而无名静脉，即颈静脉角，左右均有，颈静脉角与头臂干类似，前者由同侧颈内静脉和锁骨下静脉汇合而成，而后者则是发出右侧颈总动脉和锁骨下动脉）。双侧上肢动脉无异常，胸片未发现颈肋畸形。

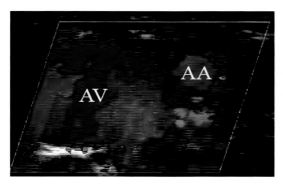

图 4-16-2　CDFI 显示腋静脉和腋动脉腔内血流充盈

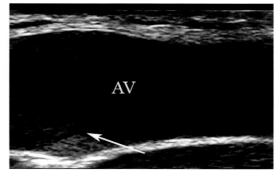

图 4-16-3　腋静脉长轴显示腔内见细点样高回声漂浮（箭头）

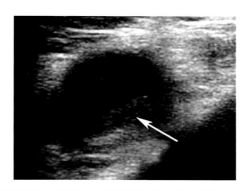

图 4-16-4　锁骨下静脉局部腔内可探及附壁血栓（箭头）形成，管腔未闭塞

　　根据以上信息，临床诊断 PSS，考虑为举重或抬沉重担架所诱发。此外，由于患者静脉及神经同时受累，临床考虑存在胸廓出口综合征（thoracic outlet syndrome，TOS）。由于患者未同意手术，临床给予华法林及低分子肝素治疗，患者治疗 2 天后自行出院，嘱其坚持服用华法林 3 ~ 6 个月，并复查超声监测血栓情况。患者出院后 1 天即返回急诊，诉其出现左侧手臂及手掌麻木、刺痛，与右侧上肢的症状类似。体格检查无异常，而超声发现左侧锁骨下静脉非闭塞性血栓。之后，患者行光电容积脉搏波描记检查（Photo Plethysmo Graphy，PPG），确诊为 TOS，外科行右侧第一肋骨切除术，并嘱患者术后坚持服用华法林 6 个月。患者于术后 6 个月来院复查，神经检查显示其右上肢感觉恢复正常，且无双上肢不适主诉，遂外科暂对患者左上肢随诊观察，而未予手术处理。

　　※ 病例讨论：深静脉血栓常发生于下肢深静脉，但是随着中央静脉导管及其他侵入性装置使用的增加，上肢深静脉血栓的发生率也在增加，占所有深静脉血栓病例的 4% ~ 11%。上肢深静脉血栓分为原发和继发两型，原发型罕见，仅 0.002%，往往是特发性的或 PSS 相关性的；而继发型则较为常见，通常是由中心静脉导管、心脏植入装置（如起搏器、植入式心脏转复除颤器等）、创伤、胶原性疾病或肿瘤所致。PSS 是由于上肢静脉血栓形成所导致的，以腋静脉及锁骨下静脉多见，与胸廓解剖异常有关，常由锁骨与第一肋骨交叉点水平的胸廓入口狭小所致，可为先天性的，亦可由后天因素导致。

　　此外，过度的活动或锻炼，可导致肌肉肥大，加重胸廓入口的狭窄，诱发 PSS。当存在胸廓入口异常时，过度的外展、后倾、延伸手臂，特别是重复同样动作时，易导致血管受压变瘪；而增生肥大的前斜角肌或锁骨下肌，亦可将血管推压向第一肋骨，而导致血管受压变瘪，这些都是产生 PSS 的因素。血管的反复受压导致血管壁的损伤、纤维化，同时激活凝血机制，产生附壁血栓。PSS 的临床表现各异，与血栓形成的时间长短以及累积范围有关。患者主诉多为上肢的肿胀及疼痛，其次是上肢沉重感、肤色改变（如发绀）。有时可在患者的肩部或上臂内侧发现瘤样扩张的静脉，初诊时易被误认为肿瘤。大部分患者可回忆起一些劳力性的突发事件，通常与运动、锻炼有关，或者与特定职业有关。PSS 诊断的金标准为血管造影，但由于其价格昂贵、存在辐射伤害，往往不作为首选的检查方法。超声适合作为一线首选的检查手段，特别是便携式的，使用灵活轻便，可动态、反复的检查且诊断 PSS 的灵敏性和特异性不低，分别为 70%～100% 和 93%。MRI、CT 及核医学并不常用于诊断 PSS。目前，医学界对 PSS 的管理尚未达成共识，缺乏充分的前瞻性研究。目前运用最广的治疗方法包括导管直接溶栓、抗凝治疗以及手术切除第一肋骨、改良胸廓出口，但这些治疗方法的选择原则和手术干预的时机仍存在争议。PSS 未妥善处理的继发症包括深静脉血栓后综合征（慢性疼痛及肢体肿胀）、肺栓塞和血栓复发。

※ **小结：**PSS 若未能及时治疗，有很高的致残率及死亡率，而且受累的患者往往为年轻患者，且无任何其他严重合并症。超声在观察锁骨后方血管时有一定局限性，但这并不妨碍其成为快速、有效的诊断 PSS 的工具。

第十七节　并不"肤浅"的血栓性浅静脉炎

血栓性浅静脉炎（superficial thrombophlebitis，ST），是一种常见的静脉血栓性疾病，病变静脉管腔内同时出现急性非化脓性炎症和静脉血栓，而炎症与血栓狼狈为奸，使病变范围不断延伸和扩大。该病与感染、创伤、静脉置管、注射高渗液、硬化剂或某些药品有关，也与长期卧床、高凝状态有关。

ST 主要累及下肢浅静脉，特别是曲张的小腿浅静脉，也会累及上肢、胸壁、腹壁、腹股沟、阴茎等处。其中，累及胸腹壁者又称为 Mondor 病，由法国外科医师 Henri Mondor 于 1939 年命名（图 4-17-1）。关于 Mondor 病，虽然为自限性疾病，但却与乳腺

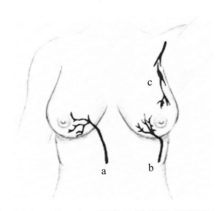

图 4-17-1　Mondor 病常累及的静脉通路示意图

引自《Grant 解剖学图谱》。a：腹壁上静脉，b：胸腹壁静脉，c：胸外侧静脉

癌有千丝万缕的联系。此外，ST 虽然累及的是浅静脉，有一定概率发展为深静脉血栓，从而可能导致肺栓塞等严重并发症，须引起必要的重视。

如果 ST 反复发作，或迁移至不常见的部位时，如上肢、胸壁等处，应高度怀疑存在恶性肿瘤的可能，尤其是胰腺癌、胃癌和肺癌。而此类 ST 的出现，可认为是恶性肿瘤的早期征象，被称为 Trousseau 征。

说到 Trousseau 征，不得不提 Armand Trousseau（图 4-17-2）。Trousseau 是一位杰出的法国外科医师，于 18 世纪 60 年代发现 Trousseau 征与恶性肿瘤间的联系，并预见性地提出恶性肿瘤可引发血液成分改变，从而导致血栓形成，而非单纯的由炎症或机械刺激所致。随后 Trousseau 进行了一系列临床研究，均证实这一点，恶性肿瘤会激发全身机体的高凝状态，从而导致血栓可随机出现于全身各处，而非局限于常见的下肢。

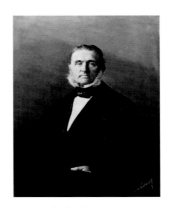

图 4-17-2　杰出的 Armand Trousseau

当时，发现这一征象的 Trousseau 非常高兴，以至于自信的说："So great, in my opinion, is the semiotic value of phlegmasia in the cancerous cachexia, that I regard this phlegmasia as a sign of the cancerous diathesis as certain as sanguinolent effusion into the serous cavities."

在那个年代，这绝对是值得骄傲的。然而，万万没想到，不久后 Trousseau 在自己身上发现了 Trousseau 征……最终，Trousseau 未能逃出胃癌的魔爪。

对超声医师来说，ST 的临床症状帮助很大。体表局部的"红、肿、热、痛"结合超声所见，ST 的诊断呼之欲出。

（1）"红、肿、热、痛"分别指什么？

红，指病变区域沿浅静脉走行的红斑，一般宽约 1cm；肿，指受累浅静脉体表可触及，为质地较软的条索状肿块；热，指病变区域局部皮温升高；痛，指病变区域局部有触痛感。

（2）ST 的超声所见又是怎么样的？

首先，局部浅静脉内径增宽，管壁增厚，腔内充满低 – 中等回声（与血栓形成时间长短有关），CDFI 腔内未探及静脉血流信号，局部探头加压管腔不可压闭。探头向受累浅静脉两端延伸，可探及正常浅静脉，腔内充满静脉血流信号，局部加压可压闭，加压后血流加速。其次，由于受累浅静脉周边有炎症和渗出液，而表现出周围软组织层肿胀，回声增强，伴少量不规则片状液性区，CDFI 可探及少量血流信号。

※ 病例介绍：患者女性，35 岁，因"产后 2 周，左手背浅静脉置管后出现局部'红、肿、热、痛'"就诊。

※ 超声显示：左手背局部浅静脉内径增宽，管壁增厚，腔内充满低回声，周边软组织层肿胀，回声增强（图 4-17-3）。左手背局部浅静脉内壁增厚，周边软组织层内见少量液性区（图 4-17-4）。CDFI 显示局部浅静脉内未探及血流信号（图 4-17-5），相邻浅静脉腔内血流信号丰富（图 4-17-6）。

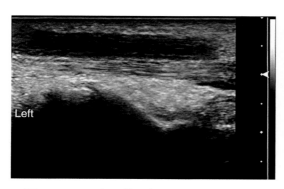

图 4-17-3　左手背局部浅静脉长轴声像图

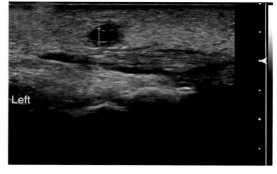

图 4-17-4　左手背局部浅静脉短轴声像图

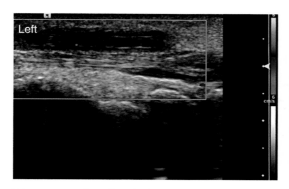

图 4-17-5　左手背局部浅静脉内未探及血流信号

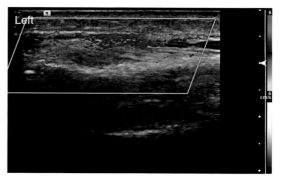

图 4-17-6　（同一支）相邻浅静脉腔内血流信号充盈

第十八节　文献：肋间动脉假性动脉瘤

※ 病例介绍：患者男性，71 岁，既往有高血压、高脂血症病史及吸烟史，并因慢性肾衰竭而定期进行透析。该患者按预定计划进行主动脉瓣换瓣术，术后即刻便出现心包压塞，导致心源性休克，外科立即给予二次开胸手术，将压塞的心包积液排出。术后 4 天，外科医师在例行体格检查时于患者左侧第二肋间触及一搏动性包块，遂行超声检查。

※ 超声显示：左侧第二肋间见一无回声区，直径约 21mm，其内见动脉血流信号，呈涡流样表现，并以长约 2cm 的管状无回声"颈部"与左侧第二肋间动脉相通（图 4-18-1）。

※ 超声提示：左侧第二肋间动脉假性动脉瘤形成。

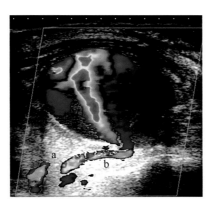

图 4-18-1　CDFI 显示假性动脉瘤腔内呈涡流表现，瘤体与肋间动脉间以细长的管状"颈部"相通

a：左侧第二肋间动脉，b：假性动脉瘤颈部

临床对该肋间动脉假性动脉瘤进行超声引导下凝血酶注射（ultrasound-guided thrombin injection，USGTI）。当凝血酶注射完数秒后，超声即显示假性动脉瘤腔内出现血栓低回声，并且 CDFI 显示瘤腔内的血流信号减少。2 天后复查，超声显示假性动脉瘤腔内血流信号再度增加，考虑存在再灌注，遂再次进行 USGTI。之后 48 小时、7 天、14 天超声随访均显示该肋间动脉假性动脉瘤完全被血栓填充，CDFI 未再探及瘤腔内血流信号，相邻左侧第二肋间动脉血流充盈，未再探及异常血流信号（图 4-18-2）。

※ 病例讨论：肋间动脉假性动脉瘤少见，至今仅见数例文献报道，病因多与创伤、胸腔手术有关。

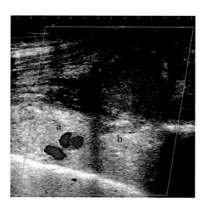

图 4-18-2　USGTI 后，假性动脉瘤腔内充满血栓低回声，CDFI 显示瘤腔内血流信号
较 USGTI 前明显减少

a：左侧第二肋间动脉，b：假性动脉瘤颈部

假性动脉瘤往往须与真性动脉瘤相鉴别（表 4-18-1）。

表 4-18-1　假性动脉瘤与真性动脉瘤鉴别表

鉴别点	真性动脉瘤	假性动脉瘤
病因	粥样硬化	外伤、医源性（手术、介入）
瘤体位置	为动脉局部瘤样扩张	位于动脉旁，大多比较邻近
瘤壁结构	为动脉壁，一般三层动脉壁结构完整	瘤壁为周边纤维结缔组织，无三层动脉壁结构
出入通道	两侧与正常动脉相延续，入口和出口位于瘤体两侧	与相关动脉以管状结构相通（非动脉壁），出入同通道
血流多普勒	血流紊乱适度与瘤体扩张程度成正比，甚至可为湍流	多为涡流，也可呈湍流
频谱多普勒	低速动脉频谱，明显扩张时可无规律性	通道内呈"双期双向"征象，收缩期血流入瘤体，传张期流出

超声在各类型假性动脉瘤的发现、诊断、治疗及随访中，均有不俗的表现，为临床提供重要的支持和帮助。

第十九节　文献：幸运！一场被超声所阻止的浩劫！

※ 病例介绍：患者女性，64 岁，因"左侧胸腔疼痛"就诊，胸痛向背部放射，疼痛剧烈难忍。患者既往有心梗病史，急诊医师怀疑急性主动脉夹层，行 CTA 检查。CTA 未发现

急性大动脉病变，但在左上纵隔主动脉弓远端紧邻处发现一软组织影，考虑炎性病变或肿瘤（图4-19-1）。

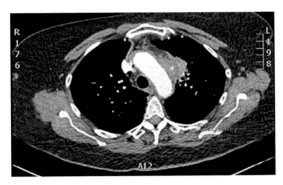

图4-19-1 最初的CTA显示主动脉弓旁软组织影（*）

患者被收住院进行进一步观察，并计划待病情稳定4周后进行CT引导下软组织肿物的穿刺活检。鉴于患者既往有心梗病史，住院医师给予常规经胸心脏超声检查，并于胸骨上窝主动脉弓长轴切面探及主动脉弓远端上部紧邻处一边界清楚的无回声结构，范围为30mm×17mm，CDFI显示左锁骨下动脉起始部未探及动脉血流信号，遂怀疑左锁骨下动脉或主动脉弓远端存在主动脉瘤（图4-19-2）。

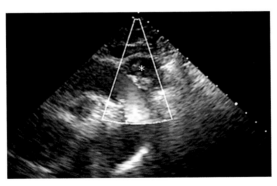

图4-19-2 经胸心脏超声显示主动脉弓旁无回声结构（*）

为了更好地剖析患者主动脉弓的情况，遂使用超声造影剂声诺维进行超声造影，于胸骨上窝声窗发现一假性胸主动脉瘤，颈部宽约10mm，位于左锁骨下动脉起始部远端，伴有附壁血栓形成；左侧颈总动脉及锁骨下动脉均显示，且左锁骨下动脉受假性动脉瘤推压而向上方移位（图4-19-3）。

临床在得知存在胸主动脉瘤后，即刻复查CTA，这次动脉瘤被清晰地显示出来。一场穿刺活检被及时阻止了。最初的 CTA 图像进行回顾研究，考虑最初紧邻主动脉弓的软组织影为源自左肺的炎性病灶，可能与假性动脉瘤形成有关。针对此情况，临床计划给予患者血管内支架治疗，并密切关注患者病情变化（图 4-19-4）。

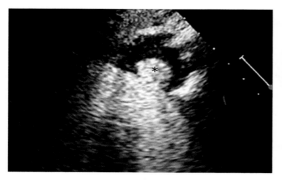

图 4-19-3　超声造影显示主动脉
弓旁假性动脉瘤（＊）

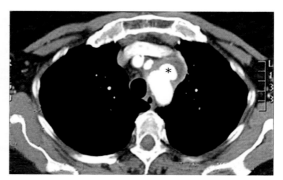

图 4-19-4　复查 CTA 证实存在胸主动脉假性
动脉瘤（＊）

※ 病例讨论：胸主动脉假性动脉瘤很少见，几乎仅见于主动脉术后，常见于曾经手术的部位，其中大多数是由于术后感染所导致的。假性动脉瘤的形成，有两个先决条件：①血管壁的局部破坏；②血管壁的破损处为残存的血管壁组织和血管周围组织结构所包裹和限制。

胸主动脉假性动脉瘤的临床表现很多，如吞咽困难、喘憋等，往往容易被误认为心肌缺血或心肌梗死。该病容易导致严重的并发症，如猝死、纵隔积血、心包压塞，当出现以上情况时，紧急手术是抢救患者生命的关键。

胸主动脉假性动脉瘤的诊断，基于临床的最初判断和随后各类影像检查结果的支持。准确、快速诊断有赖于临床医师和影像科医师的戮力同心和通力合作。超声造影在显示假性动脉瘤，乃至各类急症和重症上，均有独到之处，不仅快速、便捷，而且可动态、无辐射，必将成为超声医师手中的一把利器。

第二十节　病例：细菌性胸主动脉假性动脉瘤

※ 病例介绍：患者男性，45 岁，因"近 1 个月来，呼吸困难，少量咯痰，并有发热等症状"就诊，既往曾因肺结核在老挝首都万象的 Mahosot 医院进行治疗，否认胸部外伤史。

※ 胸部 X 线显示：左侧胸腔透过度减低，纵隔明显向右偏移（图 4-20-1）。

※ 实验室检查：血红蛋白为 7.8g/dl，白细胞为 22000/ml。临床首诊考虑张力性脓胸。

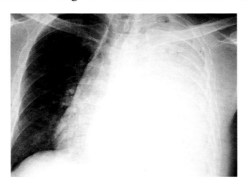

图 4-20-1　该患者胸部 X 线摄影

胸片认为是张力性脓胸。因临床计划行胸腔引流术，而常规操作前行床旁超声定位，超声医师扫查胸腔时发现：左侧胸腔内见球形无回声，边缘为组织样低回声包裹（图 4-20-2），CDFI 显示腔内充满血流信号，呈搏动性频谱表现，超声提示为血管结构，动脉瘤可能（图 4-20-3）。

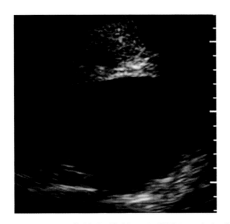

图 4-20-2　囊性包块被组织样低回声包裹

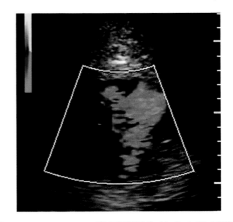

图 4-20-3　CDFI 显示囊性包块内血流呈搏动性表现

后行 CT 检查，证实为胸主动脉巨大的假性动脉瘤，周边为血肿机化包裹，充满整个左侧胸腔，并使纵隔右移（图 4-20-4）。痰培养回报抗酸杆菌，GeneXpert 法鉴定为结核分支杆菌。

结合以上检查结果，临床最终确诊为结核性胸主动脉假性动脉瘤。之后，临床对患者进行针对性的抗结核治疗，并与患者商讨进一步治疗的相关事宜。

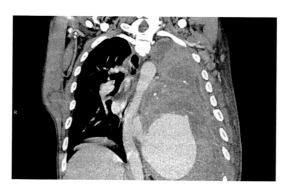

图 4-20-4　细菌性动脉瘤 CT 冠状面

※ 相关知识介绍：GeneXpert 法。Xpert MTB/RIF 检测试剂盒为美国 Cepheid 公司开发的，适用于 GeneXpert 仪器，可以在 2 小时内从患者新鲜痰液或冻存痰液中检测出是否含有结核分支杆菌以及对利福平的耐药性，整个过程都在一密闭环境中进行，手动时间短，不超过 5 分钟，对操作者和周围环境要求较高。

第二十一节　揭秘：这个孩子的超声检查有问题吗？ ——门脉系统积气

※ 病例介绍：患儿女，1 岁 2 个月，因 "腹痛 1 日余" 就诊，精神可，生命体征平稳，无手术史。

行超声检查见些许点状高回声沿着肠壁朝一定方向快速移动，轨迹如 "过山车" 一般（图 4-21-1）。

在小肠肠壁上分布的小静脉多环抱肠管，沿肠管短轴或近短轴分布，故声像图中的点状高回声，如 "坐过山车" 般，沿小肠的短轴切面（或近短轴切面）流向小肠的肠系膜侧，汇入肠系膜上静脉的属支，最终汇入肠系膜上静脉（主要收集空回肠、结肠左曲及胃回流的静脉血，图 4-21-2）。

注意肠壁上 "环抱" 的小静脉，及其汇合成的袢状的肠系膜上静脉各属支。肝区探查，见大量点状高回声相互簇拥着通过门静脉主干，涌入肝内；与此同时，可见肝左叶已散落分布着点、线状高回声，声影不明显。此外，肝周可探及少量不规则液性区（图 4-21-3）。

门脉系统的核心在于门静脉。与其他动静脉体系不太一样（血液循环的一般模式：动脉不断分支成小动脉，而小动脉的末端形成毛细血管网，另一端则汇集于小静脉，诸多小静脉再逐步汇合成大静脉，如四肢血管）。门静脉直接连于两套毛细血管网之间，将一端毛细血管网的静脉血（来自肠道及脾脏，通过肠系膜上静脉和脾静脉），"整合"后一同输送至另一端肝内毛细血管网中（图 4-21-4）。

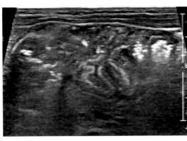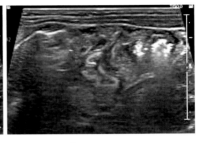

图 4-21-1　该患者腹部声像图

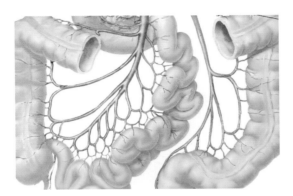

图 4-21-2　肠系膜上静脉及其属支解剖示意图

引自《Grant 解剖学图谱》

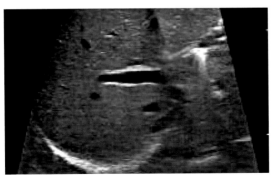

图 4-21-3　肝区探查不规则液性区

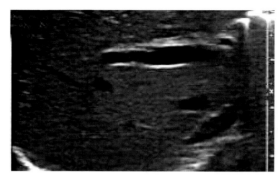

图 4-21-4　门静脉两套毛细血管网

这有点像清晨的京通快速路和八通线，将乌泱乌泱的通州白领们集结于高速收费站、地铁站，再一并送往国贸 CBD 金融中心，之后分派入各个高层写字楼中，去完成他们各自的工作。

不仅肝有这样独特的门脉系统，胆周、胰岛也有类似的门脉系统。这些门脉系统的存在，往往是为适应器官的特殊功能而存在的。在肝，门脉系统的作用主要是为将胃肠吸收的营养物质，加工储存于肝细胞，或输送入体循环之中。

局部放大，可见大量点状高回声如车流般快速的通过门静脉"主干道"，是不是很像清晨拥拥攘攘的京通快速路（图 4-21-5）。

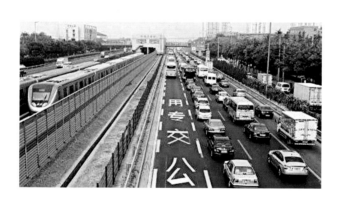

图 4-21-5　川流不息的京通快速

※ 相关知识介绍：门脉系统积气（portomesenteric vein gas，PVG），最早由 Wolfe 和 Evans 于 1955 年报道，得益于影像医学的发展，PVG 逐渐被人们所熟悉。

PVG 并非独立性的疾病，常伴发于消化系统疾病，最常见于肠缺血和肠坏死，也可见于一些非消化道疾病，如败血症、腹部感染等。PVG 要警惕新生儿坏死性小肠结肠炎（necrotizing enterocolitis of newborn，NEC），但两者并不等同，不是一看到 PVG，就是 NEC，更何况这例患儿已 1 岁 2 个月。此外，还有约 15% 的 PVG 原因不明，为特发性的。

PVG 并非都是致命性的，也可见于炎性肠病、移植物抗宿主病等非致命性疾病，例如，这例患儿，经随访证实，恢复良好。随着医疗水平的提高，PVG 患者死亡率已由当初的 75% 下降至 30%，但依旧不可掉以轻心。

一般认为，一种或多种因素联合作用导致 PVG 的产生：①肠壁黏膜破坏性改变；②肠腔内压力增高；③细菌感染，特别是产气菌感染。

气体通过破坏的肠壁黏膜屏障进入肠壁小静脉，或产气菌直接入血，是引发 PVG 的两种常见途径。

PVG 的超声表现，上面 4 幅动态图已然诠释，此外，有文献指出门静脉内流动的气泡可于频谱多普勒上间断出现毛刺状频谱，有一定特异性，可辅助临床诊断 PVG。

第二十二节 文献：腘动脉压迫综合征

腘动脉压迫综合征（popliteal artery entrapment syndrome，PAES），包括一系列解剖学上的异常，导致腘动脉受压而引起间歇性跛行等症状，该病常发生于年轻患者。尽管 PAES 是间歇性跛行相对少见的病因，但由于受其影响者多为体力劳动者及青年人（易导致后者丧失正常工作和活动能力），而逐渐受到重视。

PAES 患者的严重程度，取决于腘动脉受到周围组织压迫所致的反复损伤的严重程度和持续时长。对于腘动脉轻度损伤的患者，切除造成压迫的肌肉或其他结构（如腓肠肌内侧头），即可解压；而对于腘动脉显著损伤的患者，已致动脉纤维化及狭窄，单靠解压并不足够，往往需要在解压的基础上，建立动脉旁路才能真正的缓解患者的症状。患者腘动脉解压术后，术中超声显示 PSV 为 300cm/s，提示须建立动脉旁路（图 4-22-1）。血管短轴切面评估腘动脉纤维化损伤程度，增厚的血管壁与反复的损伤有关（图 4-22-2）。血管长轴切面显示纤维化损伤的血管与相邻的正常血管间的过渡。红色框内为血管损伤区域，亦提示存在狭窄（图 4-22-3）。术后超声监测显示以自体大隐静脉制成的动脉旁路流速明显减低，患者 PAES 症状改善（图 4-22-4）。

术中超声能帮助外科医师甄别出那些行解压术后仍须建立动脉旁路的腘动脉。笔者的研究初步提出术中超声评价须建立动脉旁路的腘动脉的标准：①最大峰值流速 PSV ≥ 250 ~ 275cm/s；②速度比 VR ≥ 2.0；③动脉闭塞；④动脉狭窄后方血管退变（速度比 VR= 狭窄处 PSV/ 近端正常处 PSV）。

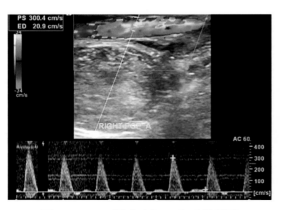

图 4-22-1　腘动脉解压术后频谱图

PSV：300cm/s

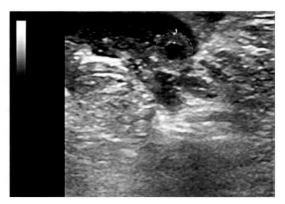

图 4-22-2　血管短轴切面声像图

与图 4-22-1 为同一病例，红圈提示动脉管壁增厚，存在局部狭窄

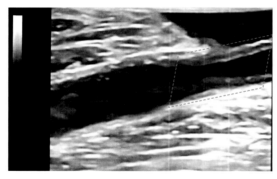

图 4-22-3　血管长轴切面声像图

与 4-22-1 为同一病例

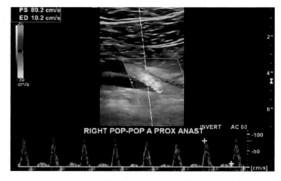

图 4-22-4　术后超声显示以自体大隐静脉制成的动脉旁路流速明显减低

PSV：80cm/s

第二十三节　文献：血管外膜囊性变
——引起间歇性跛行的又一凶手

※ 病例介绍：患者男性，63 岁，既往有高血压及冠脉疾病史，近 3 周间断出现左侧小腿的间歇性跛行，特别是上楼梯时明显。影像学检查：超声及 CT 均发现左侧腘动脉外膜上的囊性包块，导致动脉管腔持续受压变窄。

　　血管外膜囊性变是少见的血管变异，每 1200 名小腿间歇性破行患者中仅 1 名由此病导致，约占所有血管病变的 0.1%。该病主要发生于青中年男性患者，男女比例 5：1，通常 40 ~ 50 岁发病。血管外膜囊性变导致外周血管囊性退行型改变，尽管任何关节处的外周血管均可能发生血管外膜囊性变，但最常发生的部位为腘动脉，且常为单侧。静脉亦可发生该病，但少见的多。超声声像图显示血管外膜囊性变的特征表现（图 4-23-1）。腘动脉壁内见一卵形无回声，凸向动脉壁外，腔内见多发分隔，内见少量中低回声，相邻腘动脉壁环形增厚，呈低 - 无回声（低回声为主），伴血管腔狭窄。血管外膜囊性变的超声典型征象为：源自动脉壁的无回声或低回声，伴有血管的受压变形。凸向动脉壁外的囊性包块内见中低回声，与囊内成分主要为胶质有关。

CDFI 显示腘动脉由于受到血管壁囊性变的影响，管腔局部逐渐变窄。由于动脉壁囊性变呈环形增厚，造成局部血管腔向心性狭窄，动脉血流呈"沙漏样"改变。而当囊性变偏于一侧动脉壁而非环抱血管管腔时，则呈"半月样"改变。狭窄处的收缩期峰值流速 PSV 往往升高，该例患者狭窄处 PSV 达 120cm/s（图 4-23-2）。

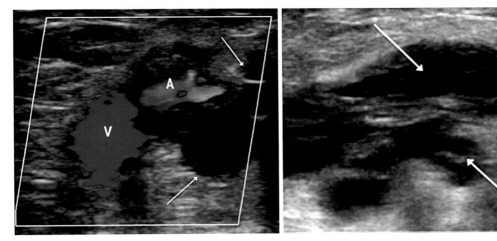

图 4-23-1 多分隔囊性结构，起自动脉壁，凸向壁外（箭头）

A：腘动脉，V：腘静脉

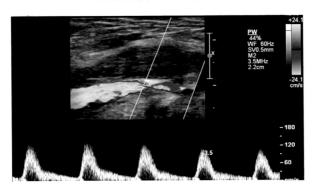

图 4-23-2 血管外膜囊性变所致管腔向心性狭窄，呈"沙漏样"改变

狭窄处 PSV 达 120cm/s

　　CT 显示一多分隔低密度灶，大小约 3.5cm×1.9cm，起自腘动脉壁，凸向腘窝前方，而相邻腘动脉管壁为低密度灶环抱，致使血管腔局部呈沙漏样狭窄，CT 诊断腘动脉外膜囊性变。CT 血管造影提示腘动脉局部狭窄 51%（图 4-23-3）。MRI 血管造影有助于诊断血管外膜囊性变，T_1WI 为均质的低信号，T_2WI 则为高信号，呈囊性结构特征，往往无增强或轻微增强。MRI 在评价血管外膜囊性变是否与相邻的关节囊相通上很有价值。MRI 或 CT 血管造影在血管外膜囊性变的诊断率上与传统的血管造影（金标准）旗鼓相当。

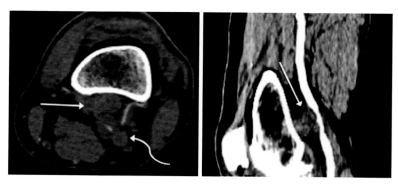

图 4-23-3　腘动脉 CT 血管造影

腘动脉壁为低密度灶环抱，并向前延伸入腘窝（直箭头），腘动脉腔内血流充盈缺损，腘静脉（曲箭头）位于腘动脉后方

　　动脉多普勒检查有助于判断患者下肢疼痛是否与下肢动脉有关。踝臂指数（ABI）在 0.4～0.8，提示动脉主干中度缺血，ABI ≤ 0.4 往往见于严重跛行患者，提示下肢严重缺血（该类患者往往患肢冰凉）（图 4-23-4）。

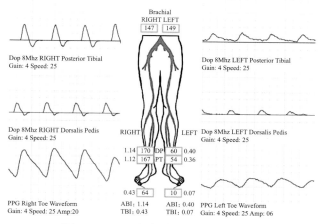

图 4-23-4　患者动脉多普勒检查图

左侧 ABI：0.4，狭窄远心端的波峰后移，PSV 降低

血管外膜囊性变的病理表现为血管中膜与外膜间的囊性结构，内含胶冻样物质。其发病原因尚不明确，主要有四种假说：发育假说、神经节假说、微创伤假说、退变假说，目前业界比较认可的为发育假说，该假说认为受影响的血管外膜由未分化的间质细胞组成，这些细胞未迁移至关节囊，而在血管外膜隐匿生长并分泌类黏蛋白样物质，最终导致血管外壁囊性变。

超声医师在检查小腿间歇性跛行患者时，若发现毗邻腘动脉的低回声或无回声结构，须与以下几种疾病进行鉴别：腘动脉瘤、腘动脉压迫综合征、腘动脉粥样硬化斑块、腘动脉栓塞、腘窝肿物等。腘动脉瘤腔内见涡流血流信号，呈阴阳征；腘动脉压迫综合征往往有受到周围组织如腓肠肌内侧头压迫的征象，反复损伤导致血管壁增厚；动脉粥样硬化往往引起全身多处血管病变，往往不局限于一侧腘动脉；腘动脉栓塞的血管腔内充满中低回声，远心端血管腔内无动脉血流信号；腘窝肿物如腘窝囊肿，可以通过相对位移及不同来源进行鉴别，如果与血管存在粘连或部分血管外膜囊性变与腘窝囊肿相交通，鉴别则较困难。

血管外膜囊性变的处理主要依据患者临床症状及影像检查结果。无症状者往往保守治疗，如出现间歇性跛行等症状，则进行手术切除。

参考文献

[1] PETER MICHAEL ZECHNER, SUSANNE RIENMÜLLER. Contrast-enhanced ultrasound detects gallbladder perforation in a patient with acute abdominal pain[J]. American Journal of Emergency Medicine, 2012, 30(3).

[2] GLIGA MIRELA, GOMOTÂRCEANU ADRIANA, PODEANU DANIELA, et al. Multiple renal infarctions due to thromboembolism. Importance of ultrasound in diagnosis. Case report.[J]. Medical ultrasonography, 2012, 14(1).

[3] FRANCISCA YANKOVIC, ROBERT SWARTZ, PETER CUCKOW, et al. Incidence of Deflux ® calcification masquerading as distal ureteric calculi on ultrasound[J]. Journal of Pediatric Urology, 2013, 9(6).

[4] NI RAGHALLAIGH HOLLY, RINTOUL-HOAD SOPHIE, EMSLEY ELIZABETH, et al. 'No bladder visible on ultrasound scan has the patient had a cystectomy?' A case of emphysematous cystitis.[J]. BMJ case reports, 2014, 2014.

[5] KEVIN OTEY HERMAN, ELLIE ROSE LEE. Tuberculous Epididymitis[J]. Ultrasound Quarterly, 2015, 31(3).

[6] SHU-TING CHEN, HONG-JEN CHIOU, CHIN-CHEN PAN, et al. Epidermoid Cyst of the Testis: An Atypical Sonographic Appearance[J]. Case Report, 2016, 44(7).

[7] CHIHAOUI F, KANOUN F, CHAKER, et al. Testicular adrenal rest tumours in young adult males with congenital adrenal hyperplasia: prevalence and impact on testicular function[J]. Andrologia, 2016, 48(1).

[8] DELL'ATTI LUCIO. Ultrasound diagnosis of unusual extratesticular mass: case report and review of the literature.[J]. Archivio italiano di urologia, andrologia : organo ufficiale [di] Società italiana di ecografia urologica e nefrologica / Associazione ricerche in urologia, 2013, 85(1).

[9] VILLAUME FRANK, PLUMMER DAVID, CAROON LIBERTY. Diagnosis and removal of urethral calculi using bedside ultrasound in the emergency department [J]. Academic Emergency Medicine, 2009, 16(10).

[10] KEVIN SOE, ADA M TYSON, HAROLD MOSK OWITZ. Impacted Urethral Calculus Discovered on Pelvic Ultrasound: A Case Report [J]. connect icut medicine, 2009, 73(10).

[11] FABIANI ANDREA, TOMBOLINI FLAVIA, FIORETTI FABRIZIO, et al. Painful ultrasound detected lesion in the proximal part of the corpus cavernosum: A case of so called "partial priapism"?[J]. Archivio italiano di urologia, andrologia : organo ufficiale [di] Società italiana di ecografia urologica e nefrologica / Associazione ricerche in urologia, 2016, 88(1).

[12] ZOLTÁN BAJKÓ, RODICA BĂLAŞA, SZABOLCS SZATMÁRI, et al.The role of ultrasound in the diagnosis of temporal arteritis[J]. Neurologia i Neurochirurgia Polska, 2015, 49(2).

[13] WORTSMAN XIMENA, CALDERÓN PERLA, ARELLANO JAVIER, et al. High-resolution color Doppler ultrasound of a caliber-persistent artery of the lip, a simulator variant of dermatologic disease: case report and sonographic findings.[J]. International Journal of Dermatology, 2009, 48(8).

[14] DOMINIK BERZACZY, CHRISTOPH M DOMENIG, DIETRICH BEITZKE. Imaging of a case of benign carotidynia with ultrasound, MRI and PET–CT[J]. Wiener klinische Wochenschrift, 2013, 125(21-22).

[15] MORIMOTO YASUHIRO, SHIMAMOTO YOKO, TANAKA ERIKO, et al. Images in Anesthesiology: Detection of Large Inferior Thyroid Artery by Ultrasound Prescan before Internal Jugular Vein Catheterization.[J]. Anesthesiology, 2015, 123(4).

[16] JOBAN SEHMI, CATHY WEST, RAJDEEP KHATTAR, et al. Mass Confusion: Defining Aortic Pathology With Ultrasound Contrast[J]. Circulation, 2015, 132(15).

[17] ALONSO SEBASTIAN FERNANDEZ, AZCONA COVADONGA MENDIETA, HEREDERO ALVARO FERNANDEZ, et al.Post-sternotomy intercostal artery pseudoaneurysm. Sonographic diagnosis and thrombosis by ultrasound-guided percutaneous thrombin injection.[J]. Interactive Cardiovascular and Thoracic Surgery, 2009, 9(4).

[18] JOHANNA ELISABETH BISCHOF , AMMALA CHINGSANOON, PHOURATSAMY NANTHAVONG, et al. Contained Rupture of a Tuberculous Mycotic Aortic Aneurysm Detected by Bedside Ultrasound[J]. American Journal of Respiratory and Critical Care Medicine, 2015, 192(1).

[19] JOSEPH M. WHITE, SCOTT R. GOLARZ, PAUL W. WHITE, et al. Whittaker. Intraoperative Duplex Ultrasound Criteria for Performing Interposition Bypass in the Treatment of Popliteal Artery Entrapment Syndrome[J]. Annals of Vascular Surgery, 2015, 29(1).

[20] MARTHA KSEPKA, ALBERT LI, SORKIN NORMAN, et al. Cystic Adventitial Disease[J]. Ultrasound Quarterly, 2015, 0(0).

超声医师的良好习惯

著名教育家陶行知先生曾说过：命运源自行为，日常工作学习中的点滴，一些看似不起眼的小事，很有可能预示着将来超声医师的成长。

因此，超声医师要养成良好的行为习惯，互相勉励，互相帮助，让好的行为习惯坚持下去，成为转动命运齿轮的助力。

1. 提前五分钟进入诊室

提前的五分钟，为的是缓冲即将开始的紧张工作，调整好心情，就和百米赛跑前的热身一样，让身心尽快达到工作状态，还可以开开窗通通风，收拾一下诊室，清爽而洁净的诊室，不仅可以愉悦自我，而且就诊的患者也会相对和气不少。另外，检查调试超声仪器同样重要，清洁一下屏幕、探头、控制面板，把屏幕调整到合适位置，将探头线梳理好，检查有无按键失灵，打印机有无缺墨或缺纸，为顺利完成一整天的工作保驾护航。兵马未动，粮草先行，为自己做足准备，才能事半功倍。

2. 使用"您"称呼患者

医疗行业，与生命健康紧密相关，无形无色，没有实体，更是人与人密切交流的行业，所以需要良好的沟通。就拿"你"和"您"来说，发前者"你"音，一气呵成，不加思虑，而后者"您"，则需要声音有个顿挫，音调有个回旋，这无形中增加词的分量，增加声的长度，能改善因患者太多所致的语速过快、语气较重。中国语言博大精深，临床实践还得灵活运用。

3. 缩短患者更替时间，而保证检查时间

中国人口多，医师数量少，压在每个医师身上的担子繁重，恨不得一分钟都掰成两半用，但是无论患者再多，检查再复杂，必要的检查时间是不可缩短的，不然质量不能保证，出现错诊和漏诊等得不偿失。既要有质量，又要完成工作，那怎么办？可以在流程上下功夫，可以缩短患者进入诊室、收拾衣包、躺下起身的时间，甚至询问病史时，适当地打断患者部分无关的话语，都是可行的。每一处缩短半分钟，总体的时间就宽裕了。

4. 留图仔细，切莫随意

很多超声医师因为患者多而不愿留图。其实，留图才是最重要的，且不说为的是诊断证据、法律依据，单从为体现超声医师水平和价值上，就应该好好留图、留下好图，因为超声跟别的影像专业不同，不是单纯的阅片，超声医师打的切面，发现的问题，都结合着技术和经验，甚至临床知识，这是别的科室无法取而代之的，同样，经过超声医师思考后留下的图，也都保留着操作者的思绪，识之者会心一笑，不识者望洋兴叹，可谓绝技。所以每张图就是一张名片，代表超声医师的能耐，不可忽视。

5. 标记感兴趣的病例，留心随访

收集和汇总阳性、有益的病例，是一位超声医师水平提高从量变到质变的关键。就算一天做无数的患者，如果不对已检查的患者进行思考和分析，轻易放过可能指向诊断的蛛丝马迹，这样的超声医师只能原地踏步。随访感兴趣的病例，可能过程很枯燥，而且经常遇到随访不到结果，甚至电话都打不通的情况，但就算 100 个病例只随到 1 例，获得的成就感，也绝非一般，有付出的回报永远都是幸福的。另外，每个人能遇到的病例数量和种类毕竟是有限的，所以借鉴和学习别人的病例是非常重要的获取稀有病例信息的方法，现在网络很发达，微信、论坛都有各种各样的病例资源，这些病例需要进行挑选再进行学习，尽量选择资料详细，有病理或金指标确诊的病例学习，而避免单纯的看图说话。

6. 请会诊务必资料详细

现在会诊方式多样，可以请上级或同级医师会诊，还可以网络发图会诊，但不管哪一种，都需要准备会诊的资料，患者的病史、病程以及阳性图片等都需准备充分，若是手机拍摄的图，最好图像清晰，有动态图，尽量提供。越是完善的会诊前准备，会诊的过程越顺利，也越容易得到肯定的结果。要是什么准备都没有，光是让老师帮看患者，或"啪"就上几张图，一方面会诊的老师皱眉，还得一点一点问病史、了解情况，估计下次都不愿帮忙看了；另一方面，很可能得不出什么特别好的结论，因为要啥缺啥，所有的考虑都只能在设想基础上建立，无法确诊。

7. 保证午休十五分钟

劳逸结合，事半功倍。再聪明的脑袋，再好的眼神，也需要有休息的时刻，所以中午短暂的时光，可别陪着手机度过了！

8. 下班前回顾当日工作，微总结

每日下班前做个人工作微总结，大概回顾一下今天工作中遇到的困惑、好的病例，相当于把这一天的精华部分再吸收了，是一种事半功倍的好方法。

9. 晚饭后看一页书

最后这一点是老生常谈了，读书这事从我们识字开始就从未间断过，现在工作、生活节奏快，很难想象还有精力一晚上坐在书桌前读书的样子，但读书永远是获取智慧的最佳

途径，同时一人静坐读上一小段书，而抛开手机、电视等的干扰，只与书交心，与自己交心，总会有所收获。务实一点的说，每天就算只看一页书，两面，一年 365 天后，总会有收获。开卷有益，读书，读好书，读正确的书，一定能遇上更好的自己。

希望借此文抛砖引玉，寻觅出一条适合更多超声医师的上行之路，以求提高和突破！

于航